版权所有，侵权必究！

图书在版编目（CIP）数据

手术机器人在耳鼻咽喉头颈外科中的应用 /（美）乌马姆萨赫斯旺·杜瓦瑞（Umamaheswar Duvvuri），（美）阿伦·夏尔马（Arun Sharma），（美）埃丽卡·R. 塞勒（Erica R. Thaler）主编；徐成志，吴春萍，陶磊主译. -- 北京：人民卫生出版社，2024.6

ISBN 978-7-117-36359-4

Ⅰ.①手… Ⅱ.①乌… ②阿… ③埃… ④徐… ⑤吴… ⑥陶… Ⅲ.①耳鼻喉外科手术②头部–外科手术③颈–外科手术 Ⅳ.①R762②R65

中国国家版本馆 CIP 数据核字（2024）第 111128 号

人卫智网	www.ipmph.com	医学教育、学术、考试、健康，购书智慧智能综合服务平台
人卫官网	www.pmph.com	人卫官方资讯发布平台

图字：01-2024-2931 号

手术机器人在耳鼻咽喉头颈外科中的应用
Shoushu Jiqiren zai Erbiyanhoutoujingwaike zhong de Yingyong

主　　译：徐成志　吴春萍　陶　磊
出版发行：人民卫生出版社（中继线 010-59780011）
地　　址：北京市朝阳区潘家园南里 19 号
邮　　编：100021
E - mail：pmph@pmph.com
购书热线：010-59787592　010-59787584　010-65264830
印　　刷：北京顶佳世纪印刷有限公司
经　　销：新华书店
开　　本：889×1194　1/32　　印张：7
字　　数：188 千字
版　　次：2024 年 6 月第 1 版
印　　次：2024 年 7 月第 1 次印刷
标准书号：ISBN 978-7-117-36359-4
定　　价：99.00 元

打击盗版举报电话：010-59787491　　E-mail：WQ@pmph.com
质量问题联系电话：010-59787234　　E-mail：zhiliang@pmph.com
数字融合服务电话：4001118166　　　E-mail：zengzhi@pmph.com

Elsevier (Singapore) Pte Ltd.
3 Killiney Road, #08-01 Winsland House I, Singapore 239519
Tel: (65) 6349-0200; Fax: (65) 6733-1817

Robotics in Otolaryngology, An Issue of Otolaryngologic Clinics of North America
Copyright © 2020 Elsevier Inc. All rights are reserved, including those for text and data mining, AI training, and similar technologies.
Publisher's note: Elsevier takes a neutral position with respect to territorial disputes or jurisdictional claims in its published content, including in maps and institutional affiliations.
ISBN: 9780323778381

This Translation of Robotics in Otolaryngology, An Issue of Otolaryngologic Clinics of North America by Umamaheswar Duvvuri, Arun Sharma, and Erica R. Thaler was undertaken by People's Medical Publishing House and is published by arrangement with Elsevier (Singapore) Pte Ltd.

Robotics in Otolaryngology, An Issue of Otolaryngologic Clinics of North America by Umamaheswar Duvvuri, Arun Sharma, and Erica R. Thaler 由人民卫生出版社进行翻译，并根据人民卫生出版社与爱思唯尔(新加坡)私人有限公司的协议约定出版。

手术机器人在耳鼻咽喉头颈外科中的应用(徐成志　吴春萍　陶磊　主译)
ISBN: 978-7-117-36359-4

Copyright © 2024 by Elsevier (Singapore) Pte Ltd. and People's Medical Publishing House.

All rights reserved. No part of this publication may be reproduced or transmitted in any form or by any means, electronic or mechanical, including photocopying, recording, or any information storage and retrieval system, without permission in writing from Elsevier (Singapore) Pte Ltd. and People's Medical Publishing House.

注　意

本译本由 Elsevier(Singapore) Pte Ltd. 和人民卫生出版社完成。相关从业及研究人员必须凭借其自身经验和知识对文中描述的信息数据、方法策略、搭配组合、实验操作进行评估和使用。由于医学科学发展迅速，临床诊断和给药剂量尤其需要经过独立验证。在法律允许的最大范围内，爱思唯尔、译文的原文作者、原文编辑及原文内容提供者均不对译文或因产品责任、疏忽或其他操作造成的人身及(或)财产伤害及(或)损失承担责任，亦不对由于使用文中提到的方法、产品、说明或思想而导致的人身及(或)财产伤害及(或)损失承担责任。

Printed in China by People's Medical Publishing House under special arrangement with Elsevier (Singapore) Pte Ltd. This edition is authorized for sale in the Chinese mainland only. Unauthorized sale of this edition is a violation of the contract.

原著审阅者

SUJANA S. CHANDRASEKHAR, MD, FACS, FAAOHNS
Past President, American Academy of Otolaryngology–Head and Neck Surgery, Secretary-Treasurer, American Otological Society, Partner, ENT & Allergy Associates, LLP, Clinical Professor, Department of Otolaryngology–Head and Neck Surgery, Zucker School of Medicine at Hofstra-Northwell, Hempstead, New York, USA; Clinical Associate Professor, Department of Otolaryngology–Head and Neck Surgery, Icahn School of Medicine at Mount Sinai, New York, New York, USA

主编

UMAMAHESWAR DUVVURI, MD, PhD, FACS
Associate Professor of Otolaryngology, University of Pittsburgh Medical Center, University of Pittsburgh, VA Pittsburgh Health System, Pittsburgh, Pennsylvania, USA

ARUN SHARMA, MD, MS, FACS
Associate Professor, Division Chief, Head and Neck Surgery, Director of Clinical Research, Department of Otolaryngology–Head and Neck Surgery, SIU School of Medicine, Springfield, Illinois, USA

ERICA R. THALER, MD, FACS
Professor and Vice Chair, Directory of General Otorhinolaryngology: Head and Neck Surgery, Department of Otorhinolaryngology: Head and Neck Surgery, University of Pennsylvania School of Medicine, Philadelphia, Pennsylvania, USA

ZARA M. PATEL, MD
Associate Professor, Director of Endoscopic Skull Base Surgery, Department of Otolaryngology–Head and Neck Surgery, Stanford University School of Medicine, Palo Alto, California, USA

编 者

SYED AHMED ALI, MD
House Officer, Department of Otolaryngology–Head and Neck Surgery, Michigan Medicine, Ann Arbor, Michigan, USA

ABDALLAH S. ATTIA, MD
Department of Surgery, Tulane University, School of Medicine, New Orleans, Louisiana, USA

BRANDON J. BAIRD, MD
Department of Surgery, Section of Otolaryngology–Head and Neck Surgery, University of Chicago, Chicago, Illinois, USA

RANDALL A. BLY, MD
Assistant Professor, Department of Otolaryngology–Head and Neck Surgery, Division of Pediatric Otolaryngology, University of Washington, Seattle Children's Hospital, Seattle, Washington, USA

GRAINNE BRADY, MRes, MRCSLT
Clinical Lead Speech and Language Therapist, Department of Speech, Language and Swallowing, The Royal Marsden NHS Foundation Trust, London, United Kingdom

ROBERT M. BRODY, MD
Assistant Professor, Department of Otorhinolaryngology–Head and Neck Surgery, University of Pennsylvania Health System, Philadelphia, Pennsylvania, USA

JAMES KENNETH BYRD, MD
Associate Professor, Otolaryngology–Head and Neck Surgery, Medical College of Georgia, Augusta University, Augusta, Georgia, USA

MICHELLE M. CHEN, MD, MHS
Clinical Lecturer, Department of Otolaryngology–Head and Neck Surgery, University of Michigan, Ann Arbor, Michigan, USA

DANA L. CROSBY, MD, MPH
Associate Professor, Department of Otolaryngology, SIU School of Medicine, Springfield, Illinois, USA

MORGAN E. DAVIS, MD
Department of Surgery, Division of Otolaryngology–Head and Neck Surgery, UC San Diego School of Medicine, San Diego, CA

JOHN R. DE ALMEIDA, MD, MSc, FRCSC
Departments of Otolaryngology–Head and Neck Surgery, and Surgical Oncology, Princess Margaret Cancer Centre/University Health Network, University of Toronto, Toronto General Hospital, Toronto, Ontario, Canada

编 者

JENNIFER E. DOUGLAS, MD
Department of Otorhinolaryngology–Head and Neck Surgery, University of Pennsylvania Health System, Philadelphia, Pennsylvania, USA

UMAMAHESWAR DUVVURI, MD, PhD, FACS
Associate Professor of Otolaryngology, University of Pittsburgh Medical Center, University of Pittsburgh, VA Pittsburgh Health System, Pittsburgh, Pennsylvania, USA

AHMAD ELNAHLA, MD
Department of Surgery, Tulane University, School of Medicine, New Orleans, Louisiana, USA

HUDSON FREY, MD
Resident Physician, Department of Otolaryngology–Head and Neck Surgery, University of Mississippi Medical Center, Jackson, Mississippi, USA

AJITH GEORGE, FRCS
Consultant Head and Neck Surgeon, University Hospitals North Midlands, North Staffordshire, England; Senior Lecturer, Keele University Medical School, Staffordshire, United Kingdom

NEAL RAJAN GODSE, MD
Resident Physician, Department of Otolaryngology, University of Pittsburgh, Pittsburgh, Pennsylvania, USA

DEENA HADEDEYA, MD, MHS
Department of Surgery, Tulane University, School of Medicine, New Orleans, Louisiana, USA

JOHN HARDMAN, BSc (Hons), MSc, MRCS
Head and Neck Unit, The Royal Marsden NHS Foundation Trust, London, United Kingdom; Specialty Registrar in ENT, North London, United Kingdom

MITCHELL HEUERMANN, MD
Resident, Department of Otolaryngology, SIU School of Medicine, Springfield, Illinois, USA

PAUL T. HOFF, MS, MD
Assistant Professor, Department of Otolaryngology–Head and Neck Surgery, Michigan Medicine, Ann Arbor, Michigan, USA

KATHERINE A. HUTCHESON, PhD
Associate Professor, Department of Head and Neck Surgery, Division of Radiation Oncology, The University of Texas at MD Anderson Cancer Center, Houston, Texas, USA

GINA D. JEFFERSON, MD, MPH, FACS
Professor, Department of Otolaryngology–Head and Neck Surgery, University of Mississippi Medical Center, Jackson, Mississippi, USA

EMAD KANDIL, MD, MBA, FACS
Department of Surgery, Tulane University, School of Medicine, New Orleans, Louisiana, USA

CYRUS KERAWALA, FDSRCS, FRCS
Consultant Head and Neck Surgeon, Head and Neck Unit, The Royal Marsden NHS Foundation Trust, London, United Kingdom; Visiting Professor, Faulty of Health and Wellbeing, University of Winchester, Winchester, United Kingdom

NEERAJA KONUTHULA, MD
Department of Otolaryngology–Head and Neck Surgery, Division of Pediatric Otolaryngology, University of Washington, Seattle Children's Hospital, Seattle, Washington, USA

KEVIN J. KOVATCH, MD
House Officer, Department of Otolaryngology–Head and Neck Surgery, Michigan Medicine, Ann Arbor, Michigan, USA

ROBERT F. LABADIE, MD, PhD
Department of Otolaryngology, Vanderbilt University Medical Center, Nashville, Tennessee, USA

KELLY M. MALLOY, MD, FACS
Associate Professor, Department of Otolaryngology–Head and Neck Surgery, University of Michigan, Ann Arbor, Michigan, USA

GUILLERMO MAZA, MD
Department of Otolaryngology–Head and Neck Surgery, SIU School of Medicine, Springfield, Illinois, USA

ALEX P. MICHAEL, MD
Resident, Division of Neurosurgery, Neuroscience Institute, SIU School of Medicine, Springfield, Illinois, USA

VINIDH PALERI, MS, FRCS
Consultant Head and Neck Surgeon, Head and Neck Unit, The Royal Marsden NHS Foundation Trust, Professor of Robotic and Endoscopic Head and Neck Surgery, The Institute of Cancer Research, London, United Kingdom

REBECCA PAQUIN, MD, DMD
Resident, Otolaryngology–Head and Neck Surgery, Medical College of Georgia, Augusta University, Augusta, Georgia, USA

HARMAN S. PARHAR, MD, MPH
Clinical Instructor, Department of Otorhinolaryngology–Head and Neck Surgery, University of Pennsylvania Health System, Philadelphia, Pennsylvania, USA

SANJAY R. PARIKH, MD
Professor, Department of Otolaryngology–Head and Neck Surgery, Division of Pediatric Otolaryngology, University of Washington, Seattle Children's Hospital, Seattle, Washington, USA

DIEGO PRECIADO, MD, PhD
Vice-Chief and Fellowship Program Director, Pediatric Otolaryngology, Children's National Health System, Professor of Surgery and Pediatrics, George Washington University School of Medicine, Washington, DC, USA

CHRISTOPHER H. RASSEKH, MD
Department of Otorhinolaryngology–Head and Neck Surgery, University of Pennsylvania Health System, Philadelphia, Pennsylvania, USA

SCOTT M. RICKERT, MD, FACS
Chief, Division of Pediatric Otolaryngology, Associate Professor, Department of Otolaryngology, Pediatrics, and Plastic Surgery, Hassenfeld Children's Hospital at NYU Langone, NYU Langone Health, New York, New York, USA

KATHERINE E. RIOJAS, BS
Department of Mechanical Engineering, Vanderbilt University, Nashville, Tennessee, USA

ROSH K.V. SETHI, MD, MPH
Associate Surgeon, Division of Otolaryngology–Head and Neck Surgery, Brigham and Women's Hospital, Boston, Massachusetts, USA

ARUN SHARMA, MD, MS, FACS
Associate Professor, Division Chief, Head and Neck Surgery, Director of Clinical Research, Department of Otolaryngology–Head and Neck Surgery, SIU School of Medicine, Springfield, Illinois, USA

AREEJ SHIHABI, MD
Department of Surgery, Tulane University, School of Medicine, New Orleans, Louisiana, USA

STEVEN E. SOBOL, MD, MSc, FRCS(C)
Fellowship Program Director, Division of Otolaryngology, Associate Professor, Department of Otorhinolaryngology–Head and Neck Surgery, Children's Hospital of Philadelphia, Perelman School of Medicine, University of Pennsylvania, Philadelphia, Pennsylvania, USA

C. KWANG SUNG, MD, MS
Division of Laryngology, Department of Otolaryngology–Head and Neck Surgery, Stanford University, Stanford, California, USA

ERICA R. THALER, MD, FACS
Professor and Vice Chair, Directory of General Otorhinolaryngology–Head and Neck Surgery, Department of Otorhinolaryngology–Head and Neck Surgery, University of Pennsylvania School of Medicine, Philadelphia, Pennsylvania, USA

ESTHER X. VIVAS, MD
Associate Professor, Department of Otolaryngology–Head and Neck Surgery, Emory University School of Medicine, Atlanta, Georgia, USA

BENJAMIN WAHLE, MD
Resident Physician, Department of Otolaryngology–Head and Neck Surgery, Washington University School of Medicine, St Louis, Missouri, USA

CHRISTOPHER Z. WEN, BA
Perelman School of Medicine, University of Pennsylvania, Philadelphia, Pennsylvania, USA

CAROL H. YAN, MD
Assistant Professor of Rhinology and Skull Base Surgery, Department of Surgery, Division of Otolaryngology–Head and Neck Surgery, UC San Diego School of Medicine, San Diego, CA

CHRISTOPHER M.K.L. YAO, MD
Fellow, Advanced Head and Neck Surgical Oncology and Microvascular Reconstruction, Department of Head and Neck Surgery, The University of Texas at MD Anderson Cancer Center, Houston, Texas, USA

CHRISTINA M. YVER, MD
Resident Physician, Department of Otorhinolaryngology–Head and Neck Surgery, University of Pennsylvania Health System, Philadelphia, Pennsylvania, USA

JOSE ZEVALLOS, MD, MPH
Division Chief of Head and Neck Surgery, Joseph B. Kimbrough Professor, Department of Otolaryngology–Head and Neck Surgery, Washington University School of Medicine, St Louis, Missouri, USA

TOBY SHEN ZHU, BS
Medical Student, University of Pittsburgh, School of Medicine, Pittsburgh, Pennsylvania, USA

译者（以姓氏拼音为序）

郭洋　何长顶　衡宇　黄强　纪洋洋　林瀚青　刘会勤
任恒磊　沈宇杰　汤迪　陶磊　吴春萍　徐成志　袁晓晖
张铎　张一帆　周健　周玉娟　朱晓可

秘书

朱晓可

译者和秘书单位

复旦大学附属眼耳鼻喉科医院头颈外科

译者前言

耳鼻咽喉头颈外科疾病涉及耳、鼻、咽喉、颅底、颌面部及颈部，与嗅听觉、吞咽、发音、呼吸等生理功能息息相关。随着医学技术的不断发展进步，借助于显微镜、内镜以及各种能量设备，许多手术得以通过头面部的自然腔道（如口腔、鼻腔等）、隐蔽的美容切口或者能够以更微创的形式完成。近年来，手术机器人在医学领域得到了广泛应用，通过更智能、更符合医学专科特点的设计，机器人手术可以达到较常规手术更安全、微创、高效的治疗效果。在耳鼻咽喉头颈外科领域，机器人手术也越来越多地应用于各亚专科，其适应证和优势也逐渐被医患双方了解并接受。

自2007年起，手术机器人在美国始用于经口机器人手术，在口咽癌的治疗中较传统开放手术体现出极大优势，此后在世界范围内被迅速推广。虽然手术机器人在我国开始逐渐普及，但多在大型综合性医院用于胸腹部手术，在耳鼻咽喉头颈外科领域的应用经验仍较缺乏。

经周梁教授力荐，我们翻译了这本 Robotics in Otolaryngology。本书是近年来为数不多针对耳鼻咽喉头颈外科机器人手术的专著，内容非常前沿，汇集了美国、英国、加拿大数十位教授对机器人手术在耳鼻咽喉头颈外科中应用的系统综述；涵盖口咽肿瘤、阻塞性睡眠呼吸暂停低通气综合征、甲状腺手术、颈淋巴结清扫术、唾液腺手术、耳科手术、颅底手术等多种亚专科病种，对于机器人手术相应的历史沿革、手术适应证、存在的问题及未来发展方向做了详尽地阐释。对于有志在机器人手术方面开展工作的同道，想必能带来很大的启发，同时避免起步阶段一些弯路的困扰，这也是我们着手翻译本书的初衷。

好的翻译讲求信、达、雅。由于机器人手术尚属前沿内容，为了更好地领会原著内容，许多专业词句按照中文的言语习惯进行调整并多次校对。但囿于知识水平有限，译文中恐有词不达意之处，还恳请各位读者朋友不吝给予批评指正。

在此感谢原作者们的杰出贡献，同时感谢参与本书翻译工作以及校对、排版的每一位成员。希望本书能够给感兴趣的读者带来帮助，使更多的患者获益。

徐成志　吴春萍　陶　磊

2023 年 4 月于上海

序 言

Domo Arigato, Mister Roboto

沈宇杰　徐成志　译

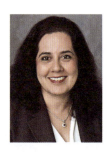

Sujana S. Chandrasekhar,
MD, FACS, FAAOHNS

原著审阅者

1920 年，捷克剧作家卡雷尔-卡普克在他的作品《罗苏姆的万能机器人》(*Rossum's Universal Robots*) 中把"机器人"一词引入到了英语中，该作品出现在他的哥哥引入"自动化"概念 3 年后 (图 1 和图 2)[1,2]。机器人一词来自捷克语"robota"，意思是强迫劳动或活动。他剧中的机器人外形像人，具有人工智能和学习能力，像电影《终结者》中的终结者一样，试图推翻它们的人类控制者，创造自己的命运。机器人在 20 世纪 50 年代及以后的动画和真人电视节目中都很受欢迎，在许多行业中都被广泛使用。1988 年，Kwoh 及其同事完成了第一台机器人手术，这是一份神经外科报告，我们现在称之为立体定向脑部活检[3]。随后，机器人在前列腺外科、妇科、腹部和盆腔手术中的应用蓬勃发展，并已成为普遍现象。2003 年，耳鼻咽喉科医生首次在动物

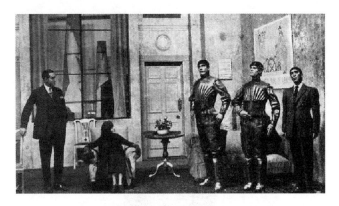

图1 卡普克的作品中模拟了3个机器人

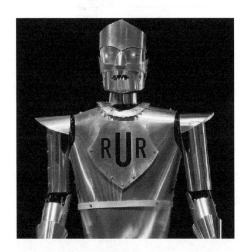

图2 1938年英国广播公司BBC制作的罗素姆万能机器人的原型

模型中使用机器人技术,随后在人类中使用机器人。应用频率呈指数级增长。

Erica Thaler 博士、Arun Sharma 博士和 Umamaheswar Duvvuri 博士客座编辑的一期 *Otolaryngologic Clinics of North America*,介绍了将

这项技术纳入耳鼻咽喉病实践的历史、发展、效用、局限性、成本和潜在未来，提供的信息和内容非常广泛。

机器人在耳鼻咽喉科应用大多涉及头颈外科。关于 TORS 或经口机器人手术的文章详细介绍了手术史、适应证，以及外科医生必须和患者讨论的开放手术与机器人手术相比较的主要利弊。目前，无论是成人还是儿童，机器人手术均有涉及。术者利用机器人到达难以接近的解剖部位（如口咽、下咽和喉），是机器人手术的主要意义。在某些情况下，机器人可以使这些区域的挽救手术创伤更小。对于甲状腺切除术、唾液腺切除术、颈淋巴结清扫术等更容易显露的常规手术，机器人手术的优势则不容易凸显。本书每篇文章的作者也都提出了何时安全有效地使用机器人技术以及何时不使用机器人技术的理由。

耳科手术已经使用了显微镜、内镜、激光、磨钻等各种技术。如增加用于无创插入人工耳蜗电极的机器人技术，可以实现听力和结构保存手术并为将来的毛细胞和自然听力恢复奠定基础。同样，随着内镜的发展，实现了深入前颅底或侧颅底的巨大飞跃，而转向机器人手术是下一个合理的步骤。

最后，如果不了解潜在并发症、对生活质量的合理期望以及患者、医生和卫生保健系统成本，就无法对技术进行全面的讨论。本期涵盖了上述所有内容。

Thaler、Sharma 和 Duvvuri 博士汇编了一个全面的主题清单和具有丰富经验的作者列表，为读者提供了与时俱进的信息资源，以了解机器人技术以及他们如何考虑在自己的实践环境中实施或扩大其使用范围。医生和医疗团队对技术的了解越多，他们就越能为患者提供理想的决策咨询。

作为一名耳鼻咽喉科医生，这是一个令人兴奋的时代。技术的进步正在帮助我们在更小和更难达到的空间里做更多的工作。正如 Dennis DeYoung 所写，Styx 乐队在 1983 年的专辑 *Kilroy Was Here* 上录制的那样，*dōmo arigatō misutā robotto*。这从日语的角度可以翻译成

"非常感谢你，机器人先生"，我们可以说这是为了让我们成为更好的外科医生，为我们的患者提供有效的微创手术。

Sujana S. Chandrasekhar, MD, FACS, FAAOHNS
Consulting Editor, *Otolaryngologic Clinics of North America*

Past President, American Academy of Otolaryngology–Head and Neck Surgery

Secretary-Treasurer, American Otological Society
Vice President, Eastern Section, Triological Society

Partner, ENT & Allergy Associates LLP
18 East 48th Street, 2nd Floor
New York, NY 10017, USA

Clinical Professor, Department of Otolaryngology–Head and Neck Surgery
Zucker School of Medicine at Hofstra-Northwell
Hempstead, NY, USA

Clinical Associate Professor, Department of Otolaryngology–HNS
Icahn School of Medicine at Mount Sinai
New York, NY, USA

E-mail address:
ssc@nyotology.com

参考文献

1. Lane T. A short history of robotic surgery. Ann R Coll Surg Engl 2018;100(6 suppl): 5–7.
2. Hockstein NG, Gourin CG, Faust RA, et al. A history of robots: from science fiction to surgical robotics. J Robotic Surg 2007;1:113–8.
3. Kwoh YS, Hou J, Jonckheere EA, et al. A robot with improved absolute positioning accuracy for CT guided stereotactic brain surgery. IEEE. Trans Biomed Eng 1988 Feb;35(2):153–60.

原著前言

沈宇杰　徐成志　译

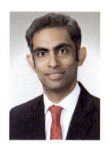

Umamaheswar
Duvvuri,
MD, PhD, FACS

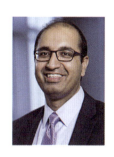

Arun Sharma,
MD, MS, FACS

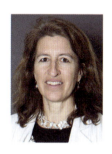

Erica R. Thaler,
MD, FACS

主　编

在过去的15年里，机器人技术在耳鼻咽喉科的发展迅猛。2020年，机器人手术在耳鼻咽喉头颈外科的许多亚专科中留下了印记。在头颈肿瘤外科等亚专科中，机器人技术已有十多年的应用。尽管仍伴随着争议，机器人技术还是得到了广泛的接受和大量的应用。而在其他的亚专科中，机器人手术还处于起步阶段。无论如何，机器人技术在我们专业中的现状无疑是令人振奋的，并存在大量的创新机会。

在本期的 *Otolaryngologic Clinics of North America* 中，我们探讨了机器人手术在本专业中的历史、当前应用、最佳适应证、局限性和未来潜力。本期杂志无意成为机器人手术的技术指南，而是对耳鼻咽喉科学领域最新技术的总结。耳鼻咽喉科机器人手术的历史强调，创新可以通过学习其他专业医生的经验来实现。同样,本期杂志的目的是强调机器人技术在耳鼻咽喉头颈外科学的各个亚专科中的应用。即使不是相同亚专科的医生,通过本书也可以获得向其他外科医生继续学习的机会。

与其他技术设备或手术器械一样,关键是能甄别机器人技术的适应证和禁忌证。因此,与其将机器人当作一个专门的学科,不如将其视为耳鼻咽喉头颈外科医生的一项装备。然而,只有当我们在适当的临床环境中用好它,才能为我们的患者带来最好的结果。

本期杂志的目标是为耳鼻咽喉头颈外科的机器人技术提供一个全面和最新的综述。我们希望这将对执业医师、实习医生和我们的患者有益。

Umamaheswar Duvvuri, MD, PhD, FACS
University of Pittsburgh
Eye & Ear Institute
203 Lothrop Street, Suite 500
Pittsburgh, PA 15213, USA

Arun Sharma, MD, MS, FACS
Department of Otolaryngology–
Head and Neck Surgery
Southern Illinois University
School of Medicine
720 North Bond Street
Springfield, IL 62702, USA

Erica R. Thaler, MD, FACS
Department of Otorhinolaryngology:
Head and Neck Surgery
5 Silverstein
3400 Spruce Street
Philadelphia, PA 19104 USA

E-mail addresses:
duvvuriu@upmc.edu (U. Duvvuri)
asharma74@siumed.edu (A. Sharma)
Erica.Thaler@uphs.upenn.edu (E.R. Thaler)

目 录

机器人手术的过去、现在和未来 / 1
Guillermo Maza, Arun Sharma 著
周玉娟　徐成志　译

　　机器人辅助手术是科技进步的最新体现,正在被应用于患者的手术治疗中。当前的机器人手术概念包括使用附着于机器人臂的小型手腕式工具进行手术操作。由于它允许通过解剖孔隙进行精确手术,通常可以保留关键的解剖结构和功能,因此其自然地被推广应用于耳鼻咽喉头颈外科领域。经口机器人手术是头颈外科医生有效且安全的工具。它快速增长的速度和即将加入创新技术的迹象,预示着一个手术新时代到来的可能。

经口机器人手术的历史沿革 / 9
Erica R. Thaler 著
衡宇　徐成志　陶磊　译

　　自2005年到2015年,经口机器人手术从实验性手术操作逐渐被广泛应用于头颈部肿瘤和其他疾病的治疗中。经口机器人手术已经成为咽喉部肿瘤治疗的标准治疗选择。教育和培训对于拓展使用和接受经口机器人手术至关重要。本文追溯了经口机器人手术的历史演变,介绍了其目前的应用情况。本文从早期尸体解剖研究到最近的大规模系统评价研究,探讨了这一领域的手术创新过程。

经口机器人手术的口咽癌适应证 / 16
Harman S. Parhar, Christina M. Yver, Robert M. Brody 著
刘会勤　徐成志　陶磊　译

　　口咽鳞状细胞癌的发病率急剧增加,这与HPV感染率的增加有着密切的关联。与HPV阴性口咽癌相比,HPV相关的口咽癌在特定人群中发生,并具有良好的肿瘤学预后。在美国,早期口咽癌的治疗模式已发生

转变，大多数患者都首选手术治疗。经口机器人手术在口咽癌的治疗中具有出色的肿瘤学和功能预后，并越来越广泛地用于口咽疾病的治疗。

经口机器人手术在原发灶不明颈部转移癌中的诊断意义 / 29

John R. de Almeida 著

任恒磊　徐成志　译

原发灶不明颈部转移癌是一种相对罕见的肿瘤临床表现。随着 HPV 相关的口咽癌的发病率不断增加，其发病率可能也在增加。传统的诊断方法包括扁桃体切除术和全喉内镜检查，但只能发现少数原发肿瘤。经口舌扁桃体切除术可以进一步提高诊断效果，增加发现原发肿瘤的概率。经口机器人手术的应用可以用于诊断目的，以确定原发部位，也可以用于治疗目的，通过完全切除原发肿瘤并结合颈部淋巴结清扫，达到治疗的目的。

经口机器人手术和肿瘤降级治疗 / 45

Benjamin Wahle, Jose Zevallos 著

朱晓可　徐成志　译

本文概述了经口机器人手术和经口激光显微外科与头颈部肿瘤降级治疗有关的应用。人乳头瘤状病毒相关的口咽鳞状细胞癌具有良好的治疗反应，但患者在接受治疗后可能存在长达数十年的治疗相关后遗症，因此降级治疗在这类疾病治疗中具有特殊重要性。我们将这些侵入性较小的经口入路与先前的传统开放性手术进行比较。本篇讨论了人乳头瘤状病毒相关疾病的降级治疗问题，并概述了已完成和正在进行的临床试验，研究主要治疗模式的选择和降级辅助治疗。

口咽癌开放术式和机器人术式的对比 / 57

Gina D. Jefferson, Hudson Frey 著

何长顶　徐成志　译

经口机器人手术是治疗口咽鳞状细胞癌的一种有效的微创手术技术，适用于部分 HPV 阳性和阴性患者。这种治疗方式可以应用于某些原发或复发肿瘤。对于选择恰当的病例，可以达到良好的肿瘤学和功能学治疗效果。

机器人在儿童耳鼻咽喉头颈外科及高阶手术方案中的应用 / 67
Neeraja Konuthula,Sanjay R. Parikh,Randall A. Bly 著
袁晓晖　徐成志　译

已被证明机器人手术在儿童头颈外科多个领域的应用是可行的,但采用率有限。通过详尽的术前手术规划和设计新的符合儿童头颈外科手术特点的机器人平台,可能更好地将机器人手术融入治疗实践中。随着研究进展,计算机辅助手术技术,包括三维打印、虚拟现实、多目标优化、镜像叠加和柔性机械臂,可能比当前的实践模式更具价值和实用性。

上气道刺激法在阻塞性睡眠呼吸暂停经口机器人手术时代的兴起 / 79
Kevin J. Kovatch,Syed Ahmed Ali,Paul T. Hoff 著
纪洋洋　徐成志　译

自2010年问世以来,TORS已被认为是治疗淋巴组织增生性和肌肉性舌根肥大引起的中重度阻塞性睡眠呼吸暂停(OSA)有效的方法。对于未能通过持续正压通气治疗获得有效缓解的中重度OSA患者,上气道刺激(UAS)或舌下神经刺激有望成为一种有效的治疗方法。相对于传统手术治疗,UAS成功率较高且并发症少。然而,UAS作为一项新的手术方式,人们对其严格的入选标准、植入设备的术后调节和治疗反应持久性存在一定的担忧。

机器人甲状腺切除术:过去、未来与现在的展望 / 93
Emad Kandil,Abdallah S. Attia,Deena Hadedeya,Areej Shihabi,Ahmad Elnahla 著
何长顶　徐成志　陶磊　译

在过去的几十年里,甲状腺切除手术的方法发生了巨大革命。远程手术入路(RAA)采用经腋下入路、经胸下-双乳入路、经双腋-双乳入路、经耳后入路、经口入路等方法。机器人系统的引入克服了RAA的许多局限性。虽然迄今有各种类型的机器人甲状腺切除术,但经腋下入路是常用的方法,此外经口入路是最新的方法。本文作者展示了每种方法的优缺点和机器人甲状腺切除手术的未来方向。

机器人颈淋巴结清扫术 / 103

Neal Rajan Godse, Toby Shen Zhu, Umamaheswar Duvvuri 著

汤迪　吴春萍　陶磊　译

头颈部鳞状细胞癌的治疗需要多模式综合治疗。颈部淋巴结清扫经过多年的发展，已经成为颈部淋巴结疾病治疗的关键手术干预方式。开放式颈部淋巴结清扫是比较标准的手术方式，其根据病变程度和位置有很多种类型。机器人辅助颈部淋巴结清扫已经成为一种替代方法。未来仍需要更多的研究来确定机器人辅助手术的长期肿瘤学预后，并评估提高经验是否会降低成本和手术时间。

唾液腺的机器人手术 / 114

Jennifer E. Douglas, Christopher Z. Wen, Christopher H. Rassekh 著

周健　吴春萍　译

机器人手术有益于多种唾液腺疾病的治疗。本文回顾了经口机器人手术用于唾液腺肿瘤的主要适应证，并讨论了下颌下腺和舌骨前咽旁间隙的经口和耳后机器人手术入路。这些入路可以有效避免可见瘢痕，并且具有最小的侵入性。类似于其为口咽癌提供的优势，机器人手术在唾液腺手术的多个方面也都具有优势，包括改善的视觉效果、手部灵活性和团队协作。

机器人辅助耳科手术 / 128

Katherine E. Riojas, Robert F. Labadie 著

周玉娟　吴春萍　译

目前正在研究和开发的耳科机器人可以分为协作型（机器人约束干预，但外科医生直接驱动末端执行器）、远程操作型[外科医生远程控制由机器人改进的工具（例如，抖动减少）]和自主型（外科医生监控机器人执行任务）。当前的临床试验重点是更精确的镫骨手术、对耳蜗进行最小侵入性操作以及更少创伤的人工耳蜗植入电极阵列。由于监管批准的成本较高且会破坏现有的工作流程，针对手术干预的重要方面（例如乳突切除术）的自主方法可能会较晚进入临床使用。

机器人颅底手术 / 140

Mitchell Heuermann, Alex P. Michael, Dana L. Crosby 著

郭洋　吴春萍　陶磊　译

> 自从引入机器人系统以来，机器人手术在耳鼻咽喉科手术中使用变得更为普遍，但在前颅底和中颅底手术中的应用有限，这主要是由于现有机器人的技术限制。目前的机器人技术已经被创造性地用于进入颅底，但并不是为了应对这些复杂的解剖限制而设计的。新型机器人应该针对当前机器人技术的许多限制，例如机动性、无法缝合、缺乏触觉反馈和缺乏影像引导的集成。

经口机器人手术针对残余或复发口咽癌 / 153

Vinidh Paleri, John Hardman, Grainne Brady, Ajith George, Cyrus Kerawala 著

张铎　吴春萍　陶磊　译

> TORS 是治疗原发口咽癌的有效治疗方式。人们对于已接受放疗的区域内残留、复发和新的原发性口咽部肿瘤的治疗经验有限。本文深入讨论了这个主题，探讨了这些情况下的经口解剖学，并介绍了咽喉各个亚区切除的复杂性。文章提供了关于重建、恢复和康复的实用信息，同时提供了未来发展趋势的思路。

经口机器人手术的并发症 / 173

Rosh K.V. Sethi, Michelle M. Chen, Kelly M. Malloy 著

黄强　吴春萍　陶磊　译

> 本文总结了头颈部经口机器人手术的主要和次要并发症。总体而言，经口机器人手术是非常安全的，但外科医生必须认识到与严重出血、吞咽困难和次要并发症（包括神经、黏膜表面、牙齿和眼部损伤）相关的固有风险。本文简要讨论了常见并发症的预防和管理策略。

经口机器人手术对口咽癌术后生活质量的影响 / 180

Christopher M.K.L. Yao, Katherine A. Hutcheson 著

张一帆　吴春萍　译

口咽癌及其治疗对患者的生活质量和功能预后有着显著的影响。经口机器人手术提供了一种微创手术方法，减轻了传统开放手术方法所造成的损伤，并提供了一种与非手术治疗相比短期不良反应更小的治疗方法。胃管依赖、经口进食和吞咽问卷，以及吞咽评分可以评估患者目前的吞咽功能。患者生活质量报告可以了解其相应症状，同时比较不同治疗策略的优缺点。

机器人手术的成本考量 / 192

James Kenneth Byrd, Rebecca Paquin 著

林瀚青　吴春萍　译

TORS 是耳鼻咽喉头颈外科中一个快速发展的诊断和治疗方式，在其应用之初已产生了很大的影响。成本效益分析是复杂的，全面的成本效益调查不仅分析财务后果，还应该分析对患者的健康状态所造成的影响。TORS 的成本效益仍在审查中，但早期的数据表明，在适当选择的患者中使用 TORS 是一种与其他可用选择相比成本效益高的方法。

机器人手术的过去、现在和未来

Guillermo Maza, MD, Arun Sharma, MD, MS*

周玉娟 徐成志 译

关键词

- 机器人手术
- 经口机器人手术(TORS)
- 机器人手术的历史

要点

- 机器人辅助手术是以显微外科技术、腹腔镜技术和内镜技术为基础的最新的微创手术形式。
- 经口机器人手术(TORS)利用天然的口腔入路可以实现口咽、下咽以及喉肿瘤的整块切除。
- 尽管机器人辅助手术的成本-效益是一个日益突出的问题,但是机器人手术系统已经成功进入美国的医疗保健系统。
- 新一代机器人手术系统的引进可以降低使用成本,促进其被广泛应用,并且加快了技术创新。

引言

目前机器人手术的概念是使用附着在机械臂上的小型腕部器械进行手术。外科医生利用机械臂的高精度微调的优点,控制其获得

---

* 通信作者
电子邮件地址:asharma74@siumed.edu
推特:@ArunSharmaMDMS(A.S.)

高清放大的术野。机器人手术概念从 30 年前被引入医学领域，如今是发展最快的外科技术领域之一。经口机器人手术（transoral robotic surgery，TORS）已经成为头颈外科的一种高效且安全的术式。

过去

机器人的早期概念

机器人的定义是能够自动执行复杂动作的机械装置[1]。自动执行功能的机器最早出现在希腊赫菲斯托斯的神话中，他建造了青铜巨人塔罗斯来保卫克里特岛[2]。通过古埃及文物，我们就发现了公元前 1500 年人类制造机器的证据：以人像的形式在水动力钟的内部敲响钟声。尽管如此，机器人服务人类的概念源于他的名字。"机器人"一词源于捷克语 robota，意为农奴或强制劳动。robota 这个词最早出现在 1921 年由卡普克创作的一部捷克戏剧中[3]，剧情主要是工厂，制造了人形的工人来做人们自己不愿做的工作。

1495 年，在米兰公爵的赞助下，列奥纳多·达·芬奇建造了一个能执行简单动作的机械武士，例如坐着掀起面甲。机械武士是由人力驱动的，通过与滑轮和内部齿轮相连的曲柄来控制[4]。因此，它不是一个完全意义上的机器人，但在后来将近五百年的时间里，为了娱乐皇室和上层阶级而制造的许多自动机器都是以它为原型的。如今，流行文化影响着现代机器人的概念，例如《星球大战》(*Star Wars*)电影中的 C-3PO，或《银翼杀手》(*Blade Runner*)中栩栩如生的半机械人，都是毫无争议的机械模型。

早期的机器人系统

1949 年，雷蒙德·戈尔兹申请了"主从式机械手"的专利，这是一种关节臂，旨在从远处安全地操纵放射性物质。戈尔兹的工作催生了遥控机器人技术的产生，其中包括远程操作（远距离控制机器）和远程呈现（远程施加效果）[5]。不久之后，世界上第一家机器人公司

Unimation 创造了 Unimate。这是一种可重新编程的液压机械臂，能够反复执行危险的转移任务，也是第一个用于工厂自动化的量产机械臂。1961 年，它被安装在了通用汽车的装备线上[6]。

早期手术机器人系统

20 世纪 80 年代，微创外科技术和它的"战马"——腹腔镜技术的兴起，改变了全世界手术室的格局。但是，手术空间的缩小伴随着可操作性和准确性的局限。这些局限恰恰非常适合将机器人引入这一新兴领域。事实上，机器人手术是一个不恰当的术语，准确地讲应该是机器人辅助手术，因为大多数系统都不是自主运行的，而是几乎完全依赖于操作者。

早期的医疗机器人以专业为导向，并支持外科医生和机器之间共享自主权。1985 年，可编程通用操作臂（PUMA 200）在第一个有记录的机器人辅助手术中使用了具有 6° 自由的机械手（人类手腕只有 3° 的自由）[7]，并且通过计算机断层扫描（CT）定位了脑针穿刺活检的轨迹。不久之后，PUMA 560 就被用于辅助经尿道前列腺切除术[8]。在 1989 年，英国伦敦帝国理工学院开发出 Pro-Bot，一种带有搅拌刀片和抽吸器的 PUMA 机器人[9]。虽然从未商业化应用，但这是第一个真正用于医学的自动化机器人[10]。RoboDoc（由美国加州大学戴维斯分校和 IBM 合作研发）能够在髋关节手术中通过计算机精确自动引导进行股骨钻孔，它自 1994 年起在欧洲和亚洲成功获得商业化应用，并于 2008 年获得美国食品药品监督管理局（Food and Drug Administration，FDA）的批准[11]。

这些成就引起了美国政府的关注，他们对实现远程手术的技术很感兴趣。这项技术一旦成功，就有可能为太空中的宇航员和战场上的受伤士兵提供远程手术。美国国家航空航天局的科学家斯科特·费舍尔和美国斯坦福大学的整形外科医生乔·罗森与斯坦福研究所（现在加州门洛帕克的 SRI 跨国公司）合作，利用美国国立卫生研究院的资金建造了一个新的机械臂[12]。

Computer Motion 有限公司(位于加利福尼亚州的戈莱塔)在 1994 年创建了用于最佳定位的自动化内镜系统(automated endoscopic system for optimal positioning, AESOP),这是 FDA 批准的第一个机器人手术系统,它有一个语音控制的机械臂,能够在腹腔镜检查期间移动内镜。同时,SRI 系统的许可权被卖给了弗雷德里克·摩尔、约翰·弗洛恩德和罗伯特·杨格,他们成立了新的医疗机器人公司(位于加利福尼亚州的桑尼维尔)。他们将收购的产品更新为"Lenny",即达芬奇的早期原型,随后又推出了"Leonardo""Mona",最后推出了达芬奇手术系统[13]。

Computer Motion 有限公司继续使用 AESOP 技术构建了 ZEUS 机器人手术系统,并专注于心血管和妇科手术。2001 年,Zeus 被用于著名的林德伯格手术(Lindbergh operation)——纽约的外科医生为法国斯特拉斯堡的一个患者进行了胆囊切除手术。尽管该系统在 2001 年获得了 FDA 的限期使用批准[14],但在 2003 年,该公司被 Intuitive 收购,ZEUS 机器人和 AESOP 技术就一起被淘汰了。

此外,其他多种多样的机器人也相继被开发出来,比如 Neuromate(综合外科系统,萨克拉门托,加州),1999 年获得 FDA 批准用于立体定向神经外科手术;由美国约翰斯·霍普金斯大学于 1999 年开发的稳手机器人,它在视网膜手术中为手部的运动提供反作用力,以消除震颤。

机器人系统的产生与应用

虽然达芬奇机器人系统是目前最常用的手术机器人系统,但它完全缺乏自主性,与其他早期的手术机器人相比,更类似于人力驱动的自动机器。最初的达芬奇机器人系统有三个手臂,自 1998 年起在欧洲被商业化用于冠状动脉手术,直到 2000 年才获得 FDA 批准用于普外科手术[15]。2001 年,它被批准用于前列腺手术[16],随后,被批准用于妇科、胸腔镜和心血管手术[17,18]。

达芬奇机器人系统由一个具有放大(×10)、高清、三维立体手术视野的主控台,视频平台/腹腔镜充气器和带有可移动机械臂的患者侧推车组成。其每只机械臂通过手腕技术持有可拆卸的手术尖端，有6°自由度（3°平移，3°旋转）和90°关节，可提供人手样的旋转、附加的工具（如切割、抓取），还可提供额外的自由度。外科医生可以通过手指操作控制器来运行机械臂，这样最直接的优势就是消除了手部震颤对手术操作的影响，并在保持最佳视野的情况下提高了微创入路的灵活性[19]。

2003年，该系统升级了第四臂，以实现最佳的回缩、抽吸和冲洗。2006年，达芬奇S HD（第二代）的分辨率更高、仪器交换更快、电缆连接更少、元件位移更大（用于多象限访问），并增加了交互式多图像显示（TilePro）。2009年，Si HD增加了双控制台之间的共享控制能力，用于培训和协作，同时改进了用户界面、数字化集成应用和视频分辨率[20]。

2014年，Xi（第四代）有更细、更长的手臂和荧光成像的功能，并将机械臂改为在头顶上方进行设置。它可以连接到一个特殊的手术台，进行综合的手术台操作，这使得在多象限手术中，患者不需要解锁机械臂就可以重新定位[21]。2017年发布了一款成本较低的版本X，为Xi的升级版本（包括语音和激光引导，以及一种轻型内镜），但由于它被安装在侧台，其多功能特性降低[22]。

现在

机器人辅助手术的现状

尽管成本高昂，但机器人手术在医院系统中的应用已经取得了令人瞩目的增长。如今，人们普遍认为手术机器人的使用以及拥有手术机器人的医院是有利且优秀的[23,24]。相应地，希望提高微创手术能力的医院则需要有一个手术机器人。目前，市场由达芬奇机器人系统主导，每年大约有5 000家医院进行超过100万例机器人辅助手术[25]。机器人辅助手术目前应用于乳腺外科、妇产科、内分泌外科、肝胆外科、胸外科、结直肠外科、普外科、泌尿外科和耳鼻咽喉科等领域。在耳鼻咽喉科中,机器人辅助手术大多通过 TORS 进行。

TORS 利用天然的口腔开口,可以整块切除咽部和喉部的肿瘤[26,27]。达芬奇 Si 于 2009 年获得 FDA 批准,可用于治疗舌根、口咽部和声门上喉的恶性及非恶性疾病。由于解剖上的限制,第四臂未被使用。对于特定的口咽癌患者(Ⅱ期~Ⅳa 期),TORS 可能比非手术治疗更具成本效益[28]。

2016 年,FDA 批准达芬奇 Xi 用于普通腹腔镜手术、泌尿外科和妇科手术,但不用于头颈部手术。因此,TORS 的大多数理论都是基于 Si 系统的。尽管如此,美国仍有报道称,Xi 系统在 TORS 中有超适应证应用的情况[29]。

有报道称机器人手术系统也在咽旁间隙、鼻咽、斜坡和上方颈椎区域有应用,有时辅以开放手术入路以获得必要的暴露[30]。机器人技术在耳鼻咽喉科的应用不断发展,包括颈部手术(如颈部淋巴结清扫术)、内分泌手术(如甲状腺/甲状旁腺手术)、唾液腺手术、扁桃体手术、鼻窦和前颅底手术、耳科/耳神经手术,还有儿科手术。

其他现有的机器人模型

2013 年,史赛克公司(Stryker)(在密歇根州的卡拉马祖)通过收购 Mako Surgical,并且其被获准用于膝关节和髋关节置换(Mako 成形术)的机械臂交互式矫形系统,成为第一家涉足机器人技术的大型手术器械公司。通过术前 CT 扫描建模,可以画出一个安全的手术区域,机械臂活动则可被区域边界所限制[31]。

在当前手术室中观察到的一种新型机器人技术是机器人辅助的软性内镜技术。Monarch 在 2018 年获得 FDA 批准可将其用于诊断和治疗性支气管镜检查。通过软性内镜、径向支气管内超声和类似视频游戏的控制器,医生可以在直视下进行穿刺活检。最近,强生公司(位于新泽西州的新不伦瑞克)收购了弗莱德·莫尔领导的 Auris Health 公司,并在美国多家医院进行了 1 000 多例手术[32]。2019 年,Intuitive Surgical 公司的 Ion 腔内操作系统获得了 FDA 的批准。机器人辅助肺活检平台包括一个薄的、完全可操作的 3.5mm 机器人导管和一个 2mm 的工作通道。Ion 系统可直视观察,同时能够集成其他成像技术,如透视、径向支气管内超声和锥束 CT。未来的目标是将机器人辅助软性内镜技术扩展到胃肠道[33]和泌尿外科[34]。

单孔机器人系统即一个包含内镜和器械的单个机械臂。目前,单孔系统可于 Intuitive 公司(单端口)和 Medrobotics 公司(软式机器人系统)购置。Titan Medical 公司目前也正在开发单孔机器人系统,其特点是包含多关节器械。

也有人努力在将手术室系统和机器人技术统一起来。例如 Renaissance 外科系统,一种用于精确脊柱手术的骨安装引导系统,以及 MazorX,一种能够握住手术导线或兼容 Stealth-Station 软件的机械臂。该系统以术前准备、术中实时三维成像和动力手术工具三者合一为商业卖点[35]。

未来

与腹腔镜和内镜技术类似,机器人辅助手术在未来将成为手术中必不可少的技术,并且持续发展。因为达芬奇机器人是目前商业上最成功的模式,因此它也为改善目前机器人辅助手术的弱点设定了标准。达芬奇机器人的手臂大且坚硬,不利于获得最佳的术野暴露。它的切削工具也有限,安装也很耗时,因此需要一个训练有素的团队,以弥补放置无菌铺巾、安排推车以及安装和定位仪器的时间损失。

达芬奇机器人在解剖封闭的空间(前列腺、子宫)中表现良好,但它缺乏触觉反馈,因此在操作中增加了组织损伤的风险。对此,头颈部的开放手术和动态解剖屏障可能更容易适应。不管如何,该系统可以通过增强感觉输入和更换适应手术类型的器械来优化手术能力和术野的暴露。

然而,机器人手术广泛应用最大的障碍是经济成本,不仅是机器本身,还有它的维护和耗材。自 2016 年开始,最早的一些专利开始到期,如今日益激烈的竞争环境应该会有助于成本的降低。

机器人技术潜在的改进方向

我们还需要在某些方面取得更多的进展,例如经过改进和验证的课程,以及更好地确定适应证,特别是在肿瘤患者中。机器人手术系统可以极大地利用额外的工具(如超声引导)和更小的具有升级功能的手术尖端,如骨钻孔能力。如此,机器人辅助手术系统将可应用于颅底、颈椎等部位。

通过将手术机器人与其他新技术相结合,我们努力创造更精简的手术室体验。通过在手术领域叠加关键的临床成像技术(增强或虚拟现实),并融入机器学习,图像引导和导航可能成为下一个改进的前沿热点。

其他的改进方向还有远程手术的应用扩展,无论在偏远的农村地区还是在单一医院的范围内,这样可能执行多个手术,从而提高效率。

纳米机器人是另一个潜在的未来应用领域。这些小型机器人预计能够在血液中穿行,在局部输送药物,甚至可以进行细胞水平的手术。

总结

机器人辅助手术对患者手术管理的应用,体现了最新技术的进步。它自然地被引入耳鼻咽喉科领域,因为它不仅可以利用自然腔道进行手术,同时还能最大限度地减少对正常组织结构的破坏并优化功能。耳鼻咽喉头颈外科近期的发展和即将加入的新技术可能预示着外科新纪元的到来。

声明:作者没有其他需公开的信息。

扫一扫二维码
查阅参考文献

经口机器人手术的历史沿革

Erica R. Thaler, MD*

衡宇 徐成志 陶磊 译

关键词

- 机器人手术
- 头颈肿瘤
- 手术创新

要点

- TORS 技术正处于迅速发展阶段。
- TORS 技术被广泛接受并开展的关键在于教育和培训。
- 手术创新是一个专业的过程,其被接受需要一定时间。

机器人手术的发展历史

目前我们所说的经口机器人手术(transoral robotic surgery,TORS)通常是指涉及达芬奇手术系统的经口手术。尽管其他的机器人手术系统已经过测试,并且很多目前已经在开发进程中,但这些并未被包含在本篇回顾性文章的讨论范围中。本文的目的是追溯 TORS 的发展历史和演变过程,以及其在当前实践中的应用情况。就现在快速变换和更新的手术及医疗创新技术而言,着重理解 TORS 的演变显得很有意义。

"机器人"一词源于捷克剧作家 Karel Capek 1920 年的戏剧《罗

---

* 通信作者
电子邮件地址:Erica.thaler@uphs.upenn.edu

苏姆的万能机器人》(Rossum's Universal Robots)（捷克语中的"rabota"意为强迫劳动）。几十年后，机器人技术和计算机科学飞速发展，并在20世纪60年代开始被整合运用于工业发展中。然而机器人技术在医疗领域的应用进展相对较慢。机器人手术由Kwoh等[1]于1985年首次应用于神经外科手术活检。这些外科医生使用了一种名为Puma 560的设备，这种设备仅是一种经过改造的工业机械臂。随后该系统和其他系统在包括美国国家航空航天局（National Air and Space Administration）、斯坦福研究所（Stanford Research Institute）和国防部（Department of Defense）在内的合作下得到进一步开发。20世纪90年代广泛的研究和开发投入，促成了"美国直觉外科公司"（Intuitive Surgical）（于1995年在加利福尼亚州山景城成立）的创建。该公司基于斯坦福研究所的设计研发以及其他公司通力合作发展的基础上，生产出了几种早期的手术机器人原型，并于20世纪90年代后期首次用于人类手术。达芬奇手术系统通过控制台的应用，使得外科医生得以通过手柄控制模拟机械臂运动。这是一个带有光源、摄像头和多个机械臂，以及一个可以直观显示手术过程的可移动的"机器人"。达芬奇手术系统已经经历了包括S、Si、SiHD、X、Xi、SP和Ion在内的多代更迭，在此过程中技术和仪器也得到了不断完善，并进行了一些针对特定外科手术类别的独特设计。

经口机器人手术的发展

TORS于二十一世纪初期开始得到发展。早期，这一技术的发展主要得益于美国宾夕法尼亚大学的O'Malley和Weinstein医生的工作。在美国宾夕法尼亚大学，与许多其他机构一样，达芬奇机器人系统起初被应用于一些心脏手术，然后渐渐更广泛地被应用于泌尿科前列腺切除手术和妇科各种手术操作中。受住院医师Neil Hockstein启发，美国宾夕法尼亚大学耳鼻咽喉科开始考虑机器人手术在耳鼻咽喉科的应用可能。机器人经口使用的概念，特别是对于头颈癌，似乎最合适,特别是考虑到传统手术入路进入病灶部位的方法局限性,包括技术难度大以及常常需要对患者进行广泛的、开放性的手术操作。他们的研究策略包括依次进行人体模型和尸体解剖测试,以评估在咽部和声门手术中使用机器人的可行性和安全性[2]。Hockstein等报道的结果[3]显示,在评估风险方面(如皮肤撕裂伤、牙齿损伤、黏膜撕裂伤、下颌骨骨折和眼外伤),TORS 具有与传统经口手术相似的安全性。

接下来,犬模型被应用于评估经口机器人手术活体应用的可能性及安全性,尤其是在术中分泌物和止血效果方面的评估。2005 年,Weinstein 等[4]发表了他们在这一研究阶段的成果。在该文章中,他们报道了一例成功的犬声门上部分喉切除术,且术中展现出了出色的止血和可视化效果。此外,机器人手术系统还具备震颤消除、动作放大和为术者提供良好的三维手术视野的功能。最后,在伦理委员会的批准下,一项人体临床试验得以开展以用于评估机器人手术系统的病灶暴露效果和操作安全性。该手术是为一位患声门上和舌根肿瘤的患者进行的。通过努力,研究者们确定了一些关键的解剖结构,例如局部的脑神经和动脉,可以被识别和保留。此外,研究中还建立了包括动脉止血在内的止血控制技术。在人类受试者中完成了切缘阴性的完整肿瘤切除[5]。在这些早期的努力中,一些其他的技术也得到了改进。例如,研究者们发现 Dingman 和 Crowe-Davis 开口器在机器人手术中的暴露效果并不理想,因此 O'Malley 和 Weinstein 医生开发出了一种名为 FK-WO 的喉咽镜式开口器,专门用于 TORS,以更好地促进术野可视化和病灶可及性。Weinstein 等[6]在他们的前三例声门上部分喉切除术中,均能在 120min 内完成手术,在完全切除肿瘤的同时没有发生任何术中或术后并发症,这也表明了 TORS 作为传统开放手术方式的替代方法的前景。

基于这些前期的成功探索,Weinstein 和 O'Malley 开始努力扩展他们的研究范围,他们应用 TORS 对 27 名未经治疗的扁桃体鳞状细胞癌患者进行根治性扁桃体切除术。在这些患者中,93% 的患者获得了阴性手术切缘,且具有有限的严重并发症发生率,96%的患者恢复了正常吞咽功能[7]。在同时行颈部淋巴结清扫以及对部分患者进行口腔重建的进一步的前瞻性研究中也得到了类似的结果。在整个研究过程中,我们也注意到手术所需时长也在迅速缩短[8]。

TORS 发展的一个重要部分是早期认识到对头颈部外科医生的培训和教学对于这种方法的应用至关重要。TORS 的第一次培训研讨会于 2006 年在美国直觉外科公司举行,共计 12 名头颈外科医生参加了教学课程和实验室尸体解剖。随后几乎所有这些外科医生都继续开发自己的 TORS 项目。该模式于 2007 年被带到美国宾夕法尼亚大学,来自世界各地的外科医生来到这里进行为期一周的体验,包括在诊所和手术室进行操作观摩,以及在培训实验室进行机器人手术资格认证。2009 年美国食品药品监督管理局批准经口达芬奇机器人手术用于 T_1 期和 T_2 期口腔、咽部、喉部恶性肿瘤以及各种良性疾病后,美国外科医生于 2010 年开始在美国宾夕法尼亚大学接受 TORS 大师班的培训,结合猪模型进行机器人实际操作训练、TORS 尸体解剖和活体手术病例观摩以及教学。

随着 TORS 在世界范围内的发展应用,其他机构也纷纷开始报告他们自己的手术经验。Iseli 等[9]在其由 54 名患者组成的病例系列中报告了接受 TORS 手术后患者的功能预后结果。他们观察记录了患者术后的气道管理情况、吞咽功能和肠胃营养状况,结果发现:所有患者可以拔管(78%),或者在术后 14 天得以拔管;83% 的患者在 2 周内开始经口进食;17% 的患者在术后 12 个月仍进行鼻饲管进食。并发症发生率也较低,并且都在没有发生严重后遗症的情况下得到了处理。Moore 等[10]开展的针对接受了 TORS 手术的 45 名各个进展阶段的口咽癌患者的前瞻性病例研究发现,未经治疗的口咽鳞状细胞癌(T_1~T_{4a})患者接受 TORS 后均获得阴性手术切缘,且均未发生严重并发症;所有患者都在术后得以拔管或延迟拔管,尽管 22% 的患者需要某些形式的鼻饲管,但所有这些最终都得以拔除。

在这些病例报告发表的同时,随着 TORS 的出现,关于头颈癌患者管理模式转变的文章开始出现[11,12]。这些论文表明，与传统疗法（开放和其他经口技术、化疗和放疗为主的治疗模式）相比，TORS在肿瘤和功能方面可以收获相当或更好的预后。这种模式转变在首次报道的犬类实验后仅5年就开始发生，确实令人瞩目。每年有关该主题的同行评议出版物的数量迅速增加，也同样反映了TORS作为一种用于治疗口咽癌和喉癌的手术创新开始得到更广泛的应用。使用PubMed搜索发现：2009年，发表了3篇关于其使用的英文论文；2010年发表此类论文8篇；2011年发表论文13篇；2012年发表论文24篇；而在2013年，发表论文达39篇。

此外，头颈外科医生开始探索TORS在外科肿瘤管理中的进一步应用。O'Malley[13]报道了使用TORS治疗未发生颈动脉包裹或骨侵蚀的良性和恶性咽旁间隙肿瘤。在他们的研究队列中，10名患者中有9能够切除肿瘤，手术时间和失血量可接受，没有明显的并发症，并且对队列中的7名多形性腺瘤患者的局部控制率达到100%。Selber[14]报道了关于使用机器人重建巨大口咽肿瘤切除术后缺损的优势，使用游离皮瓣或基于面动脉的面动脉肌皮瓣提供组织覆盖。微血管吻合在经口机器人辅助下成功完成[14]。Weinstein等[15]报道了TORS在晚期口咽癌患者中的应用：在他们的47名Ⅲ期和Ⅳ期口咽癌患者系列中，1例患者切缘阳性，2年疾病特异度生存率为90%。经过风险分层后，38%的患者避免了化疗，11%的患者不需要辅助放疗和同步化疗。在1年的随访中，只有一名患者有胃造口管。他们的结论是，TORS可收获与传统方案相当的疾病控制、术后生存率和安全性，并具有改善功能结果的额外优势。

尽管TORS手术发展的重点仍然主要集中在头颈癌的治疗上，但外科医生开始研究其在其他良性疾病中的用途。在阻塞性睡眠呼吸暂停（obstructive sleep apnea，OSA）的外科治疗中，早期大量应用了该技术。美国和国际上的一些机构开始研究在OSA手术治疗中使用TORS进行舌根切除术。Vicini和他在意大利的团队在2010年率先发表了这方面的文章[16]。在这篇论文中，10名OSA患者接受了舌根切除术治疗，呼吸暂停指数（apnea hypopnea index，AHI）从平均（38.3±23.5）次/h 降低到术后平均（20.6±17.5）次/h，通过疼痛、吞咽、生活质量（quality of life，QOL）以及罕见或轻微的并发症衡量，具有良好的功能结果[16]。Lee 等[17]报道了 20 例接受机器人辅助舌扁桃体切除术和悬雍垂腭咽成形术的患者队列，AHI 从术前的 55.6 降至术后平均值 24.1，降低了 56.7%（$P<0.001$），并且最小动脉血氧饱和度从术前平均 75.8% 提高到术后平均 81.7%（$P=0.013$）。平均 Epworth 嗜睡量表得分从 13.4 改善到 5.9（$P=0.003$）。一名患者因出血需要术后烧灼而没有进一步的后遗症。Vicini 在组织实施该手术的机构联盟中发挥了重要作用，并在 2014 年对接受 TORS 手术的睡眠呼吸暂停患者进行了第一个大型系列病例报道。该小组关于 243 名接受 TORS 治疗 OSA 的患者的临床结果和并发症的论文表明，手术安全有效，术前术后平均 AHI 为（43.0±22.6）次/h 和（17.9±18.4）次/h（$P<0.001$），并且 Epworth 嗜睡量表评分从（12.34±5.19）降至（5.7±3.49）（$P<0.001$）[18]。扩大手术技术应用的另一个临床领域是使用 TORS 治疗唾液腺肿瘤。Villaneuva 等[19]早期报道了使用 TORS 治疗口咽小唾液腺肿瘤，在他们的 10 例 T_1 或 T_2 恶性肿瘤患者队列中，采用 TORS 进行手术切除，无手术并发症，切缘阴性，且功能预后良好。这项外科创新已经扩展到包括下颌下腺切除术，下颌下腺结石切除术和咽旁间隙唾液腺肿瘤切除术。

最近，TORS 已被用于切除颅底肿瘤。2014 年，Chauvet 等[20]发表了第一项探讨蝶鞍手术经口入路可行性的尸体研究。随后进行了其他临床研究，但反映了 TORS 在该区域的效果有限，并未进行大量开展。直到 2017 年，Chauvet 等[21]才报告了一项 4 名患者接受 TORS 方法切除垂体肿瘤的临床研究。

经口机器人手术的认可

与所有外科创新一样，该技术的最终测试是在结果中是否有足够的额外收益来证明其纳入治疗模式的合理性。这在实施后需要数年时间来证明,因为只能随着时间的缓慢推移来收集数据评估结果。对于头颈癌来说,结果是根据疾病(存活率)和功能来判断的。在这些方面,用于治疗咽喉癌的 TORS 已经通过了时间的考验。

近年来,已经发表了大量关于接受 TORS 作为头颈癌治疗一部分的患者存活率和功能结果的研究。例如,2015 年,de Almeida 等[22]研究了 410 例因喉咽癌而接受了 TORS 的患者,从局部区域控制率、疾病特异度存活率和总存活率方面来看,他们的 2 年局部区域控制率为 91.8%,疾病特异度生存率为 94.5%,总体生存率为 91%,他们的结论支持了 TORS 在头颈癌多学科治疗模式中的作用。最近对 TORS 后 QOL 结果的系统评价回顾了 103 篇 659 名患者治疗后 QOL 和/或吞咽结果的文章。他们的结论是患者在治疗后具有良好的生活质量和吞咽结果[23]。这些研究结果与使用初始化疗和放疗的头颈癌患者的先前治疗范例进行了比较。尽管后者仍然是许多咽喉头颈癌患者的主要治疗方法,但使用 TORS 作为主要治疗的组成部分似乎提供了相当好或更好的生存率和更好的功能预后[24,25]。

在过去的 15 年中,TORS 巩固了其在治疗咽喉癌方面的地位,并被提倡用于其他相关疾病的一项重要手术创新。机器人在耳鼻咽喉科手术中的应用必将持续发展。

声明:研究基金来源于 Inspire Medical Systems。

扫一扫二维码
查阅参考文献

经口机器人手术的口咽癌适应证

Harman S. Parhar, MD, MPH, Christina M. Yver, MD, Robert M. Brody, MD*

刘会勤　徐成志　陶磊　译

关键词

- 口咽癌
- 经口机器人手术
- 咽喉癌
- 人乳头状瘤病毒

要点

- 口咽鳞癌的发生率显著增加，且与人乳头状瘤病毒感染密切相关。
- HPV 相关性口咽癌具备独特地域性，并且 HPV 阴性口咽鳞癌患者的肿瘤预后相对较好。
- 对于早期口咽鳞癌的治疗方式具有显著转变，在美国，更多的患者首选外科治疗。
- 口咽鳞癌治疗中经口机器人手术与良好的肿瘤转归及功能结果相关，并且其针对口咽部位的手术适应证正在扩大。

引言

本文讨论了口咽鳞状细胞癌（oropharyngeal squamous cell carcinoma，

---

* 通信作者
电子邮件地址：Robert.Brody@uphs.upenn.edu

OPSCC)流行病学的变化,这已成为耳鼻咽喉科机器人技术发展的一个关键因素。它讨论 OPSCC 治疗模式的演变,从历史上的开放式手术,到放疗和放化疗的进展,再到当代包括机器人手术在内的新型经口手术的发展。本文描述了 OPSCC 患者人口学数据和人类乳头状瘤病毒结果的转变,以及如何影响治疗前景。此外对目前经口机器人手术(transoral robotic surgery,TORS)的肿瘤适应证,较常见的手术过程如根治性扁桃体切除术及舌根切除术进行详细的回顾。

流行病学

头颈部癌症是全球第六大最常见的癌症,在 2018 年有超过 70 万个新发病例[1]。其中,OPSCC 的发病率显著增加,估计全球每年发病率为 92 887[1]。相比之下,头颈部其他部位的癌症发病率都有所下降,这可能是因为在过去的几十年里,吸烟和饮酒的人口比例有所降低[2,3]。在北美、北欧和澳大利亚,OPSCC 发病率的增加最为明显[4-11]。

通过流行病学、分子学和病例对照研究表明,这种急剧的增长与人类乳头状瘤病毒(human papillomavirus,HPV)的合并感染有明确的联系[12-15]。仅在美国,HPV 介导的 OPSCC 的发病率在 1998 年至 2004 年间增加了 225%[12]。与 HPV 感染有关的 OPSCC 的比例在世界各地有所不同,在美国,高达 80% 的 OPSCC 病例与 HPV 相关,但在烟草使用率更高的国家中,OPSCC 的比例却不到 20%[16]。这种全球分布的变化使部分学者提出当代人群性行为的改变(如口交、多个性伴侣)导致了口腔 HPV 暴露和相关癌症风险的增加[4,9,12,16-19]。OPSCC 发病率的增加不仅与特定地理位置有关,也与独特的人群有关:年轻的白人男性(40~55 岁),通常没有严重的酒精或烟草使用史[10,16]。

HPV 相关的 OPSCC 的另一个明显特征是它好发于舌和腭扁桃体,因为病毒更喜欢侵犯扁桃体隐窝内的网状上皮[20,21]。重要的是,与 HPV 阴性的 OPSCC 相比,HPV 相关的 OPSCC 有更好的预后[21,22],

这种预后不仅与对治疗的反应率更高,也与缺乏饮酒、吸烟导致的区域癌变有关。HPV 阳性的患者可能有更好的临床表现和较少的合并症[16,23-25]。

口咽癌治疗的历史观点

Waldeyer 在 19 世纪进行的显微镜研究首次提出头颈部鳞癌源于上皮表面。有一项 1884 年的完整记录,该记录描述了美国第 18 任总统 Ulysses S. Grant 患上了右扁桃体癌[27,28];他接受了次全切除手术和局部可卡因治疗,这在一定程度上缓解了病情,但并没有阻止肿瘤的生长,肿瘤最终侵蚀了他的腭部[26];他在 1885 年春天出现前哨淋巴结出血,并在很短时间内过世[27,28]。

无菌技术、全身麻醉和气道管理的革新促使十九世纪的头颈外科创新。1846 年在哈佛,John Warren 是第一个在全身麻醉下切除颈部肿瘤的人[29,30]。1862 年,Theodore Billroth[31]描述了经下颌骨到口腔和口咽部的手术方式[31,32]。随后在 1880 年,Theodor Kocher 展示经颈入路控制头颈肿瘤动脉出血的技术[29,30,33]。

尽管取得了进展,但头颈外科疾病的并发症发生率过高,因此在 20 世纪初期至中期,头颈部癌症的治疗主要是放射治疗,当时是一种新兴的且有前景的技术[29,32]。然而,单一模式的放射治疗的失败率(高达 95%)和补救性手术的并发症促使外科手术的复兴[29,32]。在 20 世纪 40 年代和 50 年代,纽约外科医生 Hayes Martin 推广了所谓的下颌切除合并颈部淋巴结清扫(combined mandibulectomy and neck dissection operation,COMMANDO),即对口腔和口咽部恶性肿瘤进行下唇裂开、下颌骨节段切除和分块颈部清扫[29]。尽管口咽癌发病率很高,治愈率却停滞不前。虽然手术后续有了一些改良,如经下颌下-舌松解术和经咽入路,但根治性的手术方式仍在治疗领域占主导地位[34-36]。在 20 世纪 70 年代至 90 年代,放疗再次得到重视,最初是作为辅助治疗,后来作为主要治疗,与新的化疗方法[如放化疗

(CRT)]一起使用[37]。最终,CRT 成为常规使用的初始治疗方法,因为它被认为提供了类似的肿瘤治疗效果,并保留了器官的外形和功能[38,39]。然而,CRT 也有其自身的并发症,包括黏膜炎和吞咽困难,许多患者后来仍然需要进行挽救性手术[40,41]。

口咽部手术的现行技术

在 20 世纪末和 21 世纪初,HPV 相关 OPSCC 发病率急剧上升,成为微创技术创新的动力。尽管早在 1951 年 Huet[42]等介绍了根治性扁桃体切除术,并且在整个 20 世纪末头颈部外科医生一直在使用这项技术,但尚未有研究评估这些患者的临床结果。直到 21 世纪初,Laccourreye 等[43]和 Holsinger 等[44]应用冷器械和电烧灼方式进行标准化的根治性扁桃体切除术,然而,这些方式受限于对舌根部的充分暴露以及难以获得阴性切缘。Haughey 等[45]与其他研究者报道了经口激光显微手术(TLM),作为一种替代性的手术技术,它在获得良好的肿瘤学疗效同时还具有更好的视野和止血效率,然而,这项技术并没有被广泛采用。

经口入路至口咽部的现有技术的局限性促进了机器人技术新应用的发展。最初用于普外科、妇产科和泌尿科的达芬奇手术系统,在美国宾夕法尼亚大学率先用于经口手术。在 2005 年,对人体尸体和犬类的初步研究证实了其可行性[46,47]。相比传统的方式,机器人的可视化优秀、视线问题减少(使用 30°内镜),以及在床头增加一名助手从而改良 Huet 手术能可靠且不受限制地进行根治性扁桃体切除术[48]。随后发展出一个标准化的舌根根治性切除术[49],有了这两种标准化的 TORS 手术,多数早期口咽部肿瘤可以通过首选手术得到可靠的治疗。

其他机器人系统,包括 Medrobotic Flex 系统和配套的口咽撑开器也进行了验证和测试成功[50,51]。达芬奇机器人目前拥有 Si [美国食品药品监督管理局(FDA)批准]、Xi(未批准)和新的 SP(未批准,单孔)系统[52]。

经口机器人手术的口咽部指征

1. **早期口咽癌** 多机构回顾性试验的成功结果促使美国食品药品监督管理局在 2009 年批准 TORS 用于良性和 T_1/T_2 恶性耳鼻咽喉科肿瘤[53]。尽管 TORS 已被用于许多疾病，但它最常用于早期 OPSCC 的切除。美国数据显示接受首次手术治疗的 T_1/T_2 OPSCC 患者比例从 2004 年的 56% 上升至 2013 年的 82%。这一转变是由患者的偏好、良好的肿瘤治疗效果、令人鼓舞的功能结果以及机器人手术技术的进步所推动的[54,55]。为了更好地了解哪些 OPSCC 患者适合接受前期手术治疗，考虑禁忌证很重要。

TORS 的禁忌证可以被归纳为血管性、功能性、肿瘤性和非肿瘤性[56]。血管性禁忌证包括扁桃体癌包绕咽后颈动脉、位于舌根中线靠近双侧舌动脉的肿瘤、贴近颈动脉球或颈内动脉的肿瘤、包绕颈动脉的肿瘤或转移淋巴结[56,57]。功能性禁忌证包括需要切除 50% 以上的舌根深部肌肉组织、咽后壁、舌根或整个会厌的肿瘤[56]。肿瘤性禁忌证包括无法切除的肿瘤（涉及翼外肌、翼板、鼻咽外侧、颅底、椎前筋膜）、无法切除的颈部疾病、与肿瘤有关的牙关紧闭和多灶远处转移[56]。其他非肿瘤性禁忌证包括在围手术期中发生不可接受的系统性并发症，阻碍机器人器械的进入的非肿瘤性牙关紧闭，以及影响患者手术体位和颈部伸展的颈椎疾病[56]。

许多研究者主张对于能减少或避免术后辅助治疗的 T_1/T_2 OPSCC 患者，最适合采用前期 TORS 方法。前期 TORS 有可能在某些情况下能减少和/或消除对辅助治疗的需要，目前正在进行许多令人鼓舞的治疗降级试验。关于降级治疗的全面讨论可以在本系列中 Benjamin Wahle 和 Jose Zevallos 的另一篇文章《经口机器人手术和肿瘤降级治疗》(*Transoral Robotic Surgery and De-escalation of Cancer Treatment*) 中找到。

前期应用 TORS 治疗早期 OPSCC 的肿瘤学结果是非常好的（表 3-1）。由 Weinstein 等[48]进行的早期研究显示经过挑选的 T_1~T_3

表 3-1 应用 TORS 进行口咽鳞状细胞癌的肿瘤学结果

研究	总数	T 分期	p16+/%	阴性切缘/%	SSS/%	S+XRT/%	S+CRT/%	总生存率/% 1年	2年	5年	疾病特异度生存率/% 1年	2年	5年	无复发生存率/% 1年	2年	5年
Weinstein 等[48], 2007	27	T_1~T_3	—	92.6	7.4	33.3	55.6	无数据			—	—	—	—	—	—
Cohen 等[58] 2011	50	T_1~T_{4a}	74.0	94.0	18.0	24.0	54.0	95.7	80.6	—	—	97.8	92.6	—	—	—
Moore 等[59] 2012	66	T_1~T_{4a}	66.7	98.0	16.7	21.2	62.0	—	—	—	—	—	95.1	—	—	92.4
De Almeida 等[60] 2015	410	T_1~T_{4a}	69.4	69.1	47.3	31.4	21.3	—	91.0	—	—	—	94.5	—	—	—
Sharma 等[99] 2016	39	T_1~T_3	97.0	—	10.3	61.5	28.2	生存率与放化疗（CRT）进行匹配比较								
Moore 等[100] 2018	314	T_1~T_{4a}	93.0	98.0	24.0	28.0	48.0	98.0	86.0	—	99.0	—	94.0	98.0	—	98.0
Dhanireddy 等[101] 2019	65	T_1~T_2	80.0	—	25.0	37.5	37.5	—	82.3	70.2	—	—	—	—	98.0	—
总数	971	—	—	—	—	—	—	—	—	—	—	—	—	—	—	—

注：S 表示手术；XRT 表示放疗；CRT 表示放化疗。数据来自参考文献 48、58~60、99~101。

扁桃体癌的局部控制率为 100%（$n=27$），以及在后续的研究中,包括所有口咽亚部位（$n=50,T_1$~T_4）的 2 年疾病特异度生存率为 93%[58]。Moore 等[59]发现 3 年的局部和区域疾病控制率分别达到 97% 和 94%,同样 2 年疾病特异生存率和无复发生存率分别为 95% 和 92%（$n=66,84.9\%\ T_1/T_2$）。最近一项对 410 名接受 TORS 治疗的患者（89% 为 OPSCC）的大型多中心研究显示,2 年的疾病特异度和总生存率分别为 95% 和 91%[60]。在这些患者中,84% 为 T_1/T_2,70% 为 HPV 阳性（在已知状态的患者中）,47% 仅接受了手术,无须术后辅助治疗。这一发现也与最近对 772 名患者的系统性综述一致,该研究显示早期 OPSCC 在前期 TORS 治疗下的 2 年生存率为 82%~94%[61]。

TORS 的功能性结果也是令人鼓舞的（表 3-2）。Leonhardt 等[62]在对 38 名接受前期 TORS 治疗的 OPSCC 患者（86.9% 为 T_1/T_2）的研究中显示,虽然在 TORS 后早期观察到饮食相关指数的下降,但所有患者在术后 12 个月都恢复到基线生活质量和功能状态。Dziegielewski 等也显示了类似的结果,他们回顾分析了 81 名接受 TORS 的患者,发现患者在术后 1 年具有高度美观、社会功能和整体生活质量[102]。最近一项比较首次 TORS 和首次放疗（每队列 $n=34$）随机试验显示两组患者肿瘤学预后相似,不同的副作用取决于治疗方式,在吞咽相关的生活质量方面也不存在具有临床意义的差异[64]。

早期 OPSCC 的 TORS 治疗后,并发症发生率比较低。最近的一项系统性综述发现,在接受 TORS 治疗的早期 OPSCC 患者中,术后出血率为 2.4%,颈部血肿率为 0.4%,咽瘘率为 2.5%[61]。其他研究发现术后出血率为 2.4%~7.4%,这与腭扁桃体切除术后出血率（3.5%~4.8%）相似。

2. 晚期口咽癌 虽然大多数 TORS 文献集中在早期 OPSCC 的前期手术结果上,但也有越来越多的证据表明 TORS 也可能适用于更晚期疾病的前期手术治疗。Cohen 等[58]在 2011 年进行的一项研究回顾了 50 名接受 TORS 和颈部淋巴结清扫术的 OPSCC 患者,其中 89% 的患者疾病分期已经到了 3 期或 4 期,整个队列的 2 年总生存率

表 3-2 应用 TORS 进行口咽鳞状细胞癌的功能学结果

研究	总数 N	T 分级	肿瘤部位	气管切开 暂时/%	气管切开 永久/%	胃造瘘 暂时/%	胃造瘘 永久/%	HRQOL(总体 QOL) 基线	HRQOL(总体 QOL) 6 个月	HRQOL(总体 QOL) 12 个月
Weinstein 等,[48]2007	27	$T_1 \sim T_3$	扁桃体	—	—	—	3.7	—	—	—
Moore 等,[59]2012	66	$T_1 \sim T_{4a}$	扁桃体、BOT	25.8	1.5	27.2	4.5	—	—	—
Dziegielewski 等,[102]2013	81	$T_1 \sim T_{4a}$	扁桃体、BOT、SP	1	0	21	11	76.3 (21.7)	66.0 (25.8)	76.8 (20.5)
Kelly 等,[63]2014	190	$T_1 \sim T_2$	—	—	0	—	5	—	—	—
Sharma 等,[99]2016	39	$T_1 \sim T_3$	扁桃体、BOT	—	—	9	3	—	—	—
Achim 等,[103]2018	74	$T_1 \sim T_2$	扁桃体、BOT	1.4	0	9	1	—	—	—
Sethia 等,[104]2018	111	$T_1 \sim T_{4a}$	扁桃体、BOT	0	0	44.1	10.8	—	—	—
Van Abel 等,[105]2019	267	$T_1 \sim T_4$	—	11	0.7	28.8	2.2	—	—	—

注:QOL 表示为平均值(标准差);永久定义为术后超过 12 个月。BOT. 舌根;HRQOL. 健康相关生命质量;QOL. 生活质量;SP. 软腭。数据引自文献 48、59、63、99、102~105。

和疾病特异度生存率分别为 81% 和 93%。最近一项国家癌症数据库研究对 16 891 名 3 期或 4 期疾病患者(排除 AJCC 第七版中 T_{4b})进行了研究,并根据他们是否接受直接放化疗($n=8\ 123$)、手术伴术后放疗($n=3\ 519$)和手术伴术后放化疗($n=5\ 249$)方式进行分层[70]。接受三联疗法的患者 3 年总生存率最高(三联疗法的总生存率为 90%,手术伴术后放疗的总生存率为 85%,直接放化疗的总生存率为 82%;$P<0.01$)[70]。

对晚期 OPSCC 进行前期手术的另一个好处是能够获得病理标本进行再分期。在许多情况下,这导致了分期的降低,并减少了所需的放射剂量,并可能同时避免了化疗[45,70,71]。一项对 64 名患者的研究显示,前期进行 TORS 能促使 34% 的 T_3/T_4 肿瘤患者避免化疗,另一项对 76 名患者的研究显示,46% 的 T_3/T_4 肿瘤患者能够避免化疗[71,72]。

3. **原发灶不明颈部转移癌** 头颈部恶性肿瘤中约有 2%~5% 表现为原发部位不明的转移性颈部鳞状细胞癌[73,74]。然而,传统诊断检查方式包括病史和体格检查、术前影像学研究和选择性内镜手术等已被证实仅能识别 47%~59% 的原发恶性肿瘤患者[73,75]。原发肿瘤的鉴别非常重要,因为它有助于进行针对性的治疗,也有可能减少放疗剂量,从而降低与放疗有关的并发症,并提高生存率[76-78]。许多机构已经开展常规 TORS 辅助切除同侧腭部和舌扁桃体切除术的手术方案,并立即进行冰冻切片病理检查[79-82]。如果找到了原发灶,将进行肿瘤手术;如果没有,将进行对侧的诊断性手术[79]。有 72%~80% 原发病例能通过这些 TORS 辅助的策略明确原发肿瘤[79-82]。关于 TORS 对原发灶不明颈部转移癌工作的全面讨论,包括详细的手术规则,可以在本系列中 John R. de Almeida 的另一篇文章《TORS 在原发灶不明颈部转移癌中的诊断意义》(Role of TORS in the Work-Up of The Unknown Primary)中找到。

4. **挽救性口咽部手术** 尽管手术被认为是 OPSCC 原发放疗或化疗后部分反应或局部复发后的一种挽救选择,但肿瘤学结果令人失望。在多个大型队列中,传统挽救手术后的五年无病生存率仅为

19%~22%[83-85]。此外,主要的并发症发生率接近50%,包括口腔瘘、颈部脓肿、全身并发症和颈动脉破裂[84,85]。此外,传统的口咽挽救手术方法更具侵入性,往往需要进行节段性下颌骨切除术(44%~76%)、全喉切除术(6%~17%)和微血管重建(68%~82%)[83,85]。已发现开放性挽救手术后的永久性气管切开和胃造瘘率分别为7%~15%和4%~65%[83,85]。

与传统的挽救手术技术相比,应用TORS方法进行口咽部位挽救手术显示出令人鼓舞的早期效果。White等[86]报道了一项128名患者匹配TNM(肿瘤大小、淋巴结、全身转移)的队列,对TORS和开放手术挽救患者进行1∶1的多中心研究,该研究发现,TORS相比开放组分别显著减少了永久胃造瘘口率(3% vs. 31%),并降低了住院时间(4d vs. 8d)、失血量(49mL vs. 331mL)、手术时间(111min vs. 350min)和阳性切缘率(9% vs. 29%)[86]。TORS组和开放组的两年无病生存率分别为74%和43%[86]。Meulemans等[87]对30名接受TORS手术挽救的OPSCC患者进行了生存分析,发现2年的总生存率为74%,无病生存率为76%。目前有更多的多机构队列研究正在进行,以进一步证实TORS在口咽挽救方面的好处。

5. 口咽部小唾液腺恶性肿瘤　虽然小唾液腺肿瘤在临床表现和外观上有很大差异,但大多数都是恶性的[88]。标准治疗包括前期手术伴病理证实的辅助治疗,因为它们往往具有放疗抵抗性,因此单纯放射治疗效果不佳[89-91]。如果肿瘤未完全切除、处于晚期,或有其他不良病理特征,建议进行辅助放射治疗[90-92]。

切缘状态是至关重要的,因为在许多研究中,阴性切缘已被证明是独立的预后相关因素[88,93-95]。这一发现给外科医生带来了挑战,因为口咽部的小唾液腺有黏膜下生长的倾向,而且位于一个传统手术难以进入的区域[88]。因此传统开放手术方式切除肿瘤后有很高的阳性切缘比例并不意外。例如,在一项大型研究中,61名患者接受了口咽部小唾液腺肿瘤的前期开放手术(20名经口入路,4名经颈入路,37名经下颌骨入路),28名(46%)患者在病理检查时有阳性切缘[88]。

相反,TORS 方法很适合切除口咽部唾液腺恶性肿瘤,因为它优化了手术入路和视野。Villaneueva 等[96]回顾分析 10 名接受 TORS 治疗口咽小唾液腺肿瘤的患者,发现最后的病理检查中没有出现阳性切缘。Schoppy 等[97]对一组 20 名口咽小唾液腺肿瘤患者进行了 TORS 或 TLM 手术(18 例 TORS 和 2 例 TLM),获得了相似结果,其 TORS 阴性切缘率为 95%。

手术技术

1. **术前评估** 评估从详细的病史和体格检查开始,重点是有无牙关紧闭及程度,以及评估颈椎的活动度[98]。横断面成像用于分期,评估可切除性和排除颈内动脉受累[98]。在麻醉下进行检查,以评估肿瘤切除的范围以及是否存在前面列出的某些手术禁忌证[98],此外患者应进行肿瘤多学科讨论去探讨治疗的方式。

2. **根治性扁桃体切除术**

流程设置:护士坐在患者的左边,机器人车位于患者的右边,床边手术助理坐在患者的头部。患者处于麻醉状态。牵引缝线固定舌体。Crow-Davis 开口器暴露咽腔,通过 Storz 臂悬吊固定。0°内镜被放置在中央机器人臂上,而侧臂则装载了一个 5mm 的单极电铲和马里兰牵开器。床边助手也可以使用 2 个吸引器、一个枪镊式双极烧灼器和一个带有中号血管夹的内镜血管钳[48,98]。

第 1 步:使用电刀在翼下颌缝的水平上通过上下磨牙之间的颊黏膜做一个切口。

第 2 步:在咽缩肌的侧面进行解剖,在侧面钝性解剖咽旁脂肪垫,在侧面确定翼肌组织,并向下进行到茎突舌肌、茎突咽肌。

第 3 步:将软腭和咽缩肌的上方横切至椎前筋膜。

第 4 步:将咽缩肌从椎前筋膜表面钝性剥离。

第 5 步:通过咽后壁的黏膜做一个内切口。

第 6 步:通过在口底后部至舌根外侧向下至会厌谷的水平上做

切口获得舌根切缘。

第 7 步：注意避免横断舌动脉；但如果遇到，则用血管夹将其结扎。

第 8 步：将咽后壁从会厌谷到软腭的水平沿先前的切口进行切除。在侧切和咽切时要注意保护颈动脉系统[48,98]。

第 9 步：组织病理学分析，最后止血，并根据需要进行修复重建[48,98]。

第 10 步：颈部淋巴结清扫可以同期或分期进行。

3. 舌根切除术

流程设置：除了使用 FK-WO 撑开器（带有短的 Weinstein-O'Malley 压舌板）和用 Mayo 支架实现悬挂外，舌根切除术与根治性扁桃体切除术的设置很相似。一个 Storz 臂连接到床边框架上，支持 FK-WO 撑开器[48,98]。手术一般从 0°内镜开始，但在手术后期偶尔会改为 30°内镜[48,98]。

第 1 步：在扁桃体窝做一个咽部切口。如果肿瘤位于舌扁桃体沟内，则在切除舌根的同时需进行根治性扁桃体切除术，否则仅切除少量的扁桃体窝即可[48,98]。

第 2 步：在撑开器压舌板附近进行部分水平舌根黏膜切割。

第 3 步：做一个深度合适，且兼顾肿瘤和切缘的中线舌根切口。

第 4 步：在水平方向上完成深层肌肉组织的横切，深度适当。

第 5 步：做一个舌根外侧切口以连接咽部切口和外侧肌肉切口。

第 6 步：确定同侧舌动脉和/或分支，并用血管闭合夹结扎。

第 7 步：最后切除剩余的深层肌肉和下方会厌谷的黏膜。

第 8 步：病理分析，最后止血，并根据需要进行修复重建。

第 9 步：颈部淋巴结清扫可以同期或分期进行[48,98]。

总结

OPSCC 发病率的急剧上升已被证实与 HPV 致癌性有关。这些癌症具有独特的人口统计学特征和良好的预后，推动了包括 TORS 在内的微创手术技术发展。TORS 在治疗 OPSCC 方面显示出良好的肿瘤学预后和功能效果,也越来越多地被用于其他口咽部适应证。

声明:作者没有其他需公开的信息。

扫一扫二维码
查阅参考文献

经口机器人手术在原发灶不明颈部转移癌中的诊断意义

John R. de Almeida, MD, MSc, FRCSC[*]

任恒磊　徐成志　译

关键词

- 原发灶不明
- 舌根黏膜切除术
- 舌扁桃体切除术
- 经口机器人手术

要点

- 经口机器人手术可提高舌根部原发肿瘤的诊断率。
- 识别原发肿瘤可能有助于调整放疗剂量,或对原发肿瘤完全切除的患者免于咽部放疗。
- 少数原发肿瘤可能在对侧咽部发现,或有多个原发部位,这可能需要强化辅助治疗。

引言

原发灶不明的头颈部鳞状细胞癌(carcinoma of unknown primary site,CUP)在所有头颈部癌症中的比例相对较小。CUP 的诊断方法包括体格检查、头颈影像学和麻醉下的手术检查包括全内镜检查和可疑部位的定向活检,并切除腭扁桃体。PET[1]成像以及新的手术诊

---

[*] 通信作者
　电子邮件地址:john.dealmeida@uhn.ca

断技术,如机器人或激光辅助技术的经口舌扁桃体切除术,可以提高识别原发肿瘤的诊断。本文回顾了经口机器人手术(transoral robotic surgery,TORS)在 CUP 和隐藏的小体积口咽癌的诊断评估和治疗中的作用。

讨论

流行病学

CUP 在临床上比较少见,仅占所有头颈部癌的 1.5%~9%[2-4]。历史上,CUP 被认为是潜伏在特定黏膜中小的恶性肿瘤,如扁桃体、舌根、梨状窝或鼻咽部等部位,或者是原发肿瘤由于免疫系统的抗肿瘤反应逐渐消退而成的[5]。然而,最近的研究表明,大多数原发灶不明的颈部淋巴转移癌患者,在麻醉下进行手术检查时,确定了原发肿瘤在口咽部[6]。Cianchetti 等[6]研究发现,89% 的原发灶在口咽部,其中,45% 在扁桃体,44% 在舌根。

与口咽鳞状细胞癌(oropharyngeal squamous cell carcinomas,OPCs)相似,CUP 通常与人类乳头状瘤病毒(HPV)有关[7-9]。尽管在人群层面的研究中没有明确的证据,但 OPC 发病率的上升很可能与 CUP 密切相关[10]。一项多中心研究表明,HPV 介导的 CUP 的发病率随着时间的推移而上升[11]。这一发现与以下研究结论相一致,即 HPV 介导的口咽癌通常比 HPV 阴性的口咽癌有更大的颈部淋巴结[12],进一步支持 CUP 的发病率正在上升这一观点。

诊断性检查

1. **淋巴结生物标志物**　随着美国癌症联合委员会(American Joint Committee on Cancer)和国际癌症控制联盟(Union for International Cancer Control)最近对第 8 版 TNM 分期的修改,CUP 患者根据淋巴结标志物情况可能指向特定的原发灶部位[13]。对于 HPV 相关 CUP 患者,通过免疫组化显示其淋巴结过度表达 p16,其原发肿瘤可能隐藏在口咽部。然而,也有研究表明,其他原部位如皮肤原发性肿瘤,其淋巴结也过度表达 p16[14]。由于非 HPV 相关癌症也可能过度表达 p16,应进行原位杂交试验检查。应对 T_0 类口咽部病变患者进行仔细的评估,包括体格检查、影像学和活检,以排除原发疾病。同样,EB 病毒阳性的颈部淋巴结患者,如果体检、影像学和活检都是阴性的,仍认为他们的原发灶在鼻咽部。淋巴结标志物为阴性的患者,不能被指定为原发肿瘤部位。淋巴结的生物标志物可能具有诊断和治疗的意义。这些生物标志物可以帮助外科医生进行诊断性活检和/或切除手术,也可以帮助放射肿瘤科医生调整他们的放疗剂量。未来对新型生物标志物的研究,如转移淋巴结的 mi-RNA,可能会进一步帮助预测和定位原发性肿瘤的肿瘤亚区[15]。

2. **轴位影像学(CT 和 MRI)** 所有的头颈部恶性肿瘤患者都应常规进行轴向成像计算机断层扫描(CT)和/或 MRI 成像(MRI)。这些成像方式可以发现细微的解剖学异常,有助于内镜检查时指导手术活检。

然而,对于隐藏在 Waldeyer 环的小隐窝中的病变,这些检查的作用有限。一项研究报告称,传统的内镜检查的灵敏度、特异度、阳性预测值和阴性预测值分别为 70%、62%、84%、42%[16]。MRI 的特定序列,如弥散加权成像,可能有助于提高诊断性能,不过仍然需要进一步研究来证实这些发现[17]。

3. **超声** 法国耳鼻咽喉科学会(French Society of Otorhinolaryngology)最近发布了一份指南:在原发灶不明的情况下使用超声检查,可以描述和评估淋巴结结构以及甲状腺,从而排除原发于甲状腺的诊断;或者通过超声评估淋巴结的囊性或坏死成分,有助于明确原发于口咽的诊断[18]。小型系列研究也表明,经颈部超声可用于识别小的舌根原发肿瘤[2,19]。在一个单中心的系列研究中,在 PET 没有发现原发病变的患者中,10 个患者中的 9 个超声发现了低回声靶点,大多数的原发灶在舌根,其中 7 个最终通过活检被证实,但该结果仍需要未来大样本研究的进一步验证。

4. **PET(正电子发射)/计算机断层扫描** PET/CT 提高了识别原发灶不明颈部转移癌患者的寻找原发灶的概率。在一项汇集了 28 项研究、910 名患者的系统回顾和荟萃分析中,PET/CT 的检出率、灵敏度和特异度分别为 29%、78% 和 79%[20]。在随后对 7 项研究和 246 名原发灶不明颈淋巴结转移患者的系统回顾和荟萃分析中,PET/CT 的检出率、灵敏度和特异度分别为 44%,97% 和 68%(表 4-1)[21]。在这些研究中,必须注意相关研究的高灵敏度,因为在麻醉下进行手术检查时没有发现原发肿瘤的情况下,这一特性可能被人为地夸大。假阴性是指 PET/CT 没有发现原发肿瘤,而在麻醉下进行手术检查时发现了原发肿瘤的试验。因此,单纯依靠内镜检查,在麻醉下进行手术检查时发现的肿瘤较少,更具代表性的测试特性是原发性肿瘤的识别率。

表 4-1 原发灶不明颈部转移癌的不同诊断特性

	灵敏度	特异度	检出率
内镜检查和扁桃体切除术[22]	N/A	N/A	31% PET 阴性患者
扁桃体切除术[24]	N/A	N/A	34%
PET[20,21]	78%~97%	68%~79%	29%~44%
NBI[26,27]	74%~83%	76%~88%	32%~35%
TORS/TLM[36,38]	N/A	N/A	70%~78%

PET/CT 成像的另一个缺点是存在假阳性,缺乏特异度。舌扁桃体通常是具有 PET 热度的解剖部位,这可能导致对原发部位的误判。在 2 项荟萃分析中的前一项中,在舌根部发现的原发肿瘤,假阳性率为 28.6%[20]。此外,同一研究者认为 PET 对识别舌根部和扁桃体的原发性肿瘤的灵敏度较低,分别为 68% 和 76%。因此,与体格检查和常规成像相比,PET/CT 可以提供额外的信息,以便在麻醉下进行手术活检,但这种成像方式不能代替活检以明确诊断。

5. **内镜检查和活检** 原发灶不明颈部转移癌的传统检查包括

在麻醉下结合不同的内镜技术进行手术检查，如鼻咽镜、喉镜、食管镜和支气管镜检查。无论使用哪种内镜工具，最终目的都是为了仔细检查可能的上呼吸道的黏膜部位，包括鼻咽、口咽、喉、喉咽，以明确原发黏膜部位。这些检查包括直接观察和触诊。黏膜表面的不规则，如红斑、突出的血管和溃疡，可能有助于确定活检的位置。系统检查腭扁桃体、后柱、舌腭沟、舌根、会厌谷、梨状窝和环后区。结合淋巴结的生物标志物（如 p16 和 EB 病毒抗体）或 PET 热成像的区域，为评估提供依据。原发性肿瘤可能隐藏在扁桃体隐窝或淋巴组织中，或有明显的黏膜下延伸，触诊可能有助于鉴别这些可能逃避视觉识别的肿瘤。根据检查、触诊和 PET 的结果，对不规则的区域进行有针对性的活检，可能有助于识别原发肿瘤。在最近的一项研究中，在 103 名 PET 扫描阴性的患者中，有 32 名（31%）在做内镜检查时发现了原发肿瘤[22,23]。原发肿瘤中，大部分在腭扁桃体（56%），小部分在舌根（25%），这可能是由于研究者内镜检查未发现原发肿瘤时，进行了双侧腭扁桃体切除术。

6. 腭扁桃体切除术　腭扁桃体切除术已经被列为原发灶不明颈部转移癌的标准诊断方法之一。美国国家综合癌症网络（National Comprehensive Cancer Network）的临床实践指南建议，对出现转移性鳞状细胞癌患者（颈部淋巴结位于Ⅰ区、Ⅱ区、Ⅲ区、Va 区），进行常规腭扁桃体切除术[22]。最近的一项系统回顾和荟萃分析总结了 14 项研究、673 名患者的结果，其中 416 人接受了腭扁桃体切除术，原发肿瘤的总检出率为 34%，其中 89% 为同侧，10% 为双侧，1% 为对侧[24]。这些数据表明，医疗机构应考虑双侧腭扁桃体切除术或对侧腭扁桃体的全面取样，对未知原发癌进行检查。如果是阴性，仅靠扁桃体的深层活检可能是不够的，外科医生在评估病情时，应考虑至少对同侧的腭扁桃体进行完全切除，并可能考虑对双侧的腭扁桃体进行切除。Waltonen 等[25]证明扁桃体深部活检发现隐匿性原发疾病的可能性为 3%，而完全切除腭扁桃体的可能性为 29%。这些发现在随后的荟萃分析中得到证实，与接受深部活检的患者相比，接受扁桃体切除术的患者发现原发灶的概率高出 10 倍以上[24]。然而,如果根据视觉或触觉怀疑有病变,可以进行深层活检以确定原发肿瘤。与腭扁桃体切除术相比,对可疑病变进行深部活检可能是更优先选择,特别是对于可通过经口方法进行最终手术切除治疗的情况[25]。

7. 窄带成像技术 窄带成像技术(narrow band imaging,NBI)是一种辅助技术,使用标准白光照明来显示解剖表面。NBI 系统采用滤光器,对不同波长的光进行限定,仅留下 415nm 和 540nm 波长的窄带光波[26]。蓝色波段(415nm)穿透较浅用于显示黏膜下血管网(血管呈现棕色),绿色波段(540nm)则能穿透黏膜下层,使突出血管可见为青色[26]。前期有系统综述和荟萃分析 4 项研究数据表明,使用这种成像方式集合灵敏度为 74%,集合特异度为 86%[26]。然而,根据这一系统回顾,在 5 项研究中,原发肿瘤的检出率为 144 项中的 36 项(32%),这表明许多小的原发性肿瘤可能会被这种技术所遗漏。另一个小组发表的最新的系统回顾和荟萃分析证实了这些数据。在 5 项研究和 169 名患者中,总的检出率、灵敏度和特异度分别为 35%、83% 和 88%[27]。NBI 的最大优点可能是有助于指导活检和快速检测,从而可以避免手术干预[28]。

8. 舌扁桃体切除术 一些案例表明,经口舌扁桃体切除术增加了传统手术对于原发灶不明的颈部转移癌的诊断,包括采用经口激光显微手术(transoral laser microsurgery,TLM)或 TORS 方法进行舌侧扁桃体切除术,可增加原发灶的检出率[29-35]。初步报告显示许多未知的原发肿瘤可能藏匿在舌根部。Karni 等[29]研究证明,采用 TLM 方法,可以在 94% 的病例中发现隐匿性原发肿瘤,其中 63% 的原发灶是在舌根部。这一发现被随后的一系列研究证实,对于之前通过常规检查没有确定原发肿瘤的患者,采用 TORS 舌部扁桃体切除术,隐匿性原发肿瘤的检出率为 90%[30]。我们和其他研究团队在随后进行的系统回顾表明,经口舌扁桃体切除术和黏膜切除术可在 70%~78% 的病例中发现原发肿瘤[36-38]。即使在临床检查、轴位成像和 PET 检查没有发现可疑原发灶的情况下,仍有 64%~67% 的病例可能发现原发肿瘤[36,37]。

(1）舌扁桃体扩大切除术：舌扁桃体切除术通常是指舌根表面的黏膜和淋巴切除，从前部的轮廓乳头开始，向后延伸至会厌谷，并将切除的横向范围延伸至舌根，切除的侧面范围延伸到双侧的舌腭沟。通常，切除的深度是舌扁桃体组织和舌根肌肉之间的平面。也有进行最小限度的肌肉切除的建议，以避免在最终切除的情况下出现深部阳性边缘。不同的外科医生主张采用不同的切除范围，同侧或半边扁桃体切除术，或舌扁桃体次全切除术，或舌扁桃体全切除术。避免舌扁桃体全切除术，是因为绝大多数转移淋巴结位于原发病灶同侧。其次，避免广泛的黏膜和淋巴切除的决定是为了最大限度地减少术后疼痛和下咽部狭窄的可能。然而，新的研究数据表明，尽管同侧扁桃体切除术可以识别大多数原发肿瘤，仍可能会遗漏对侧和中线的肿瘤。Geltzeiller 等[39]研究证明，双侧舌扁桃体切除术原发灶的检出率为 80%，而同侧舌扁桃体切除术患者的识别率为 68%，在接受双侧舌扁桃体切除术的患者中，12% 的患者在对侧发现原发肿瘤。因此，在决定采用舌扁桃体次全切除术还是全切除术时，必须权衡原发灶的检出率与扩大手术范围可能导致的并发症。

（2）舌扁桃体切除术的基本原理：大多数在舌根部发现的原发肿瘤相对较小，因此假设通过诊断性舌扁桃体切除术实现阴性边缘。一项系统性综述认为，诊断性舌扁桃体切除术后的阳性切缘率为 19%[38]。然而，在一个大型单中心研究中，阳性切缘率为 49%，其中大多数的阳性切缘发生在深部切缘[39]。因此，作者的做法是在舌扁桃体切除时留出很小的肌肉边缘，以减少阳性边缘的风险。

作者团队进一步研究表明，如果确定了小体积（T_1）的舌根原发肿瘤，并且患者需要对原发肿瘤的近缘或阳性边缘进行辅助治疗，放疗剂量明显小于原发灶不明肿瘤（T_0）和接受选择性咽部放疗的患者[40]。此外，最近的回顾性研究表明，对于那些用 TORS 明确了原发肿瘤，但没有发现原发肿瘤的患者（即 T_0 肿瘤），是否接受咽部选择性放疗的局部控制率无明显差异[41,42]。

（3）舌扁桃体切除术在 HPV 阴性的原发灶不明颈部转移癌的

应用 对于 HPV 阴性的原发灶不明的颈部转移癌,经口舌扁桃体切除术是否能明确舌根部原发灶尚不明确。最近的一项研究表明,在 HPV 阴性的患者中,发现原发肿瘤的可能性很低(13%)[43]。

经口机器人手术在原发灶不明颈部转移癌中的应用

TORS 也是原发灶不明肿瘤患者的治疗方法之一。对于在诊断性内镜检查时发现原发肿瘤的患者,可以进行完全的切除。例如,如果通过活检确定了原发灶在腭扁桃体,可以在颈部淋巴结清扫的基础上完成 TORS 咽切除术。对于在麻醉下检查时没有发现明显的原发肿瘤的患者,可以考虑切除患侧的腭扁桃体,并在术中对扁桃体进行连续冰冻切片评估其病变性质(即切面包式切片法)。如果在冰冻切片分析中发现原发肿瘤,可以考虑进行下一步治疗。作者所在机构的临床试验中,对于很少淋巴结转移和没有包膜外侵犯迹象的患者提供了手术,以尽量减少辅助性的同步放化疗。

放疗在原发灶不明颈部转移癌中的应用

对未知原发灶的放疗管理,与诊断性的外科治疗一样,处理方法也是各有不同。许多专家主张对可能的黏膜部位和颈部进行选择性的放疗[43]。黏膜放疗靶点在不同的医疗机构中有所不同,但许多机构主张对高风险靶点进行选择性的黏膜放疗,这取决于淋巴结的生物标志物(如 p16 和 EB 病毒)、风险因素如吸烟状况、种族和其他特征等。对于 EBER 阳性淋巴结的患者,放疗靶区包括鼻咽部和双侧颈部淋巴结。对于 p16 阳性淋巴结和疑似口咽原发的患者,放疗靶区至少包括口咽部的黏膜表面和淋巴结[44]。根据淋巴结生物标志物和其他临床人口统计学特征不能提示可疑原发灶时,通常怀疑原发肿瘤在口咽、喉部或下咽。一些研究表明,在这些情况下,单侧颈部放疗在有限的淋巴结转移(如单个最大淋巴结直径小于 6cm)患者中可能是可行的[44]。目前仍不清楚以这种方式治疗的患者是否会增加对侧淋巴结治疗失败的风险[45],尽管单侧放疗对精心选择的患者局部控制率相同[46-48]。不同机构对黏膜的放疗也是不同的,有些机构避免对候选黏膜部位进行选择性放疗[46],而其他机构则对黏膜表面进行选择性放疗[45]。然而,即使没有故意覆盖黏膜靶点,淋巴结靶点也可能导致扁桃体和舌根外侧的放疗剂量为 50~60Gy[46]。

治疗的毒副作用

经口机器人舌扁桃体切除术大约有 5% 的出血风险[36,37]。在一项系统综述中,在 556 名接受 TORS 或 TLM 的诊断评估的患者中,只有 1 例死亡与手术相关[37],其他并发症包括舌头敏感和麻木、因疼痛而再次入院以及脱水[37]。通常不需要气管切开,在观察的 220 名患者中没有人需要气管切开。而在随访的 300 名患者中,有 2 名(0.7%)需要使用胃管[37]。

尽管长期随访结果不多,但有一项研究表明,在治疗结束后的一年里,头颈癌患者的饮食和社交情况有所恶化,而语言和外貌仍与基线相似[49]。

原发灶已经切除或切缘良好的 T_0 患者,避免对咽部放疗可降低相关的治疗毒性。单中心研究的初步证据表明,对于真正的原发部位不明或原发部位切除且切缘大于或者等于 2mm 的患者,可以避免咽部的放疗[41,50]。这可能与麻醉药需求较少、鼻饲管较少、黏膜炎较少和与治疗有关的非计划性住院较少有关[41]。

治疗范例

采用经口技术,如 TORS 或 TLM,以提高诊断率,取决于该技术的可用性和多学科讨论该技术如何使每个患者受益。这种讨论必须权衡淋巴结情况、识别隐藏的原发肿瘤的潜在好处,以及手术的副作用。图 4-1 描述了不同因素情况下的可能治疗方法,在这些患者中,淋巴结最大径大于 6cm 或双侧淋巴结转移,将舌扁桃体切除术作为诊断步骤之一将有助于精准调整咽部放疗剂量,或在肿瘤被完全切除的情况下完全避免放疗。然而,这必须与手术的潜在危害进行权

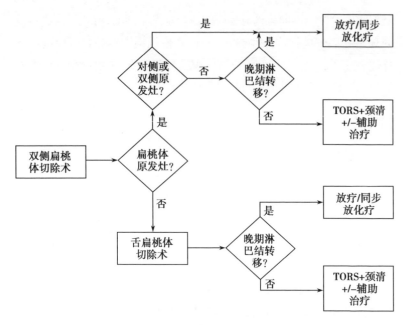

图 4-1　原发灶不明颈部转移癌患者的管理治疗方案

衡,手术可能带来的短期不适,以及可能延迟进行的放化疗。如果在舌扁桃体切除同时进行颈部淋巴结清扫术,那么在接受辅助化放疗的患者中需要考虑到颈部淋巴结清扫相关的并发症。目前和未来的临床试验结果将有助于根据病变范围管理患者,并减少治疗毒性和增加疾病控制率。

疾病预后

CUP 患者一般预后良好。与口咽癌一样,HPV 相关的 CUP 患者的预后要好于 HPV 阴性患者。在 HPV 阳性的患者中,如果没有发现原发灶,其预后与小体积舌根肿瘤的患者相似,3 年生存率为 91%[40]。有研究表明,发现原发肿瘤的患者和未发现原发肿瘤的患者在生存率方面没有区别[40,51,52]。

病例报道

病例一

【临床表现】

一位 66 岁的男性,吸烟 50 包/年,因左颈部肿块就诊,CT 扫描显示 3.6cm×1.9cm 的左颈部肿块,无明显原发肿瘤(图 4-2)。细针穿刺

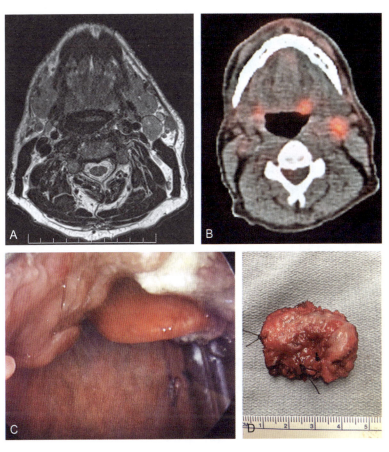

图 4-2 影像学表现和术中表现
A. 原发灶不明患者的 MRI;B. PET/CT;C. 可疑原发灶的内镜检查;D. 经口机器人舌根切除术后组织标本。

显示转移性鳞状细胞癌,p16状态无法确定。他进行左侧扁桃体切除术和内镜检查,没有发现原发肿瘤。进一步的 MRI 显示右腭扁桃体增厚和左舌根部轻微增厚,PET 扫描报告左舌根部的 PET 热度,标准化摄取值(SUV)为 7.5。患者在麻醉状态下接受了检查,在左侧舌根部发现了一个小的病灶,经活检证实是原发肿瘤。

患者接受了 TORS 左侧舌根切除术和左侧颈部淋巴结清扫术,病理结果提示原发肿瘤为 1.2cm,有淋巴管浸润,无周围神经浸润,切缘清晰(>5mm);在切除的 46 个淋巴结中,有一个 2.7cm 的转移淋巴结,没有包膜外侵犯。患者没有接受辅助治疗,随访 3 年无复发。

【讨论】

CUP 定义是高度可变的,取决于临床医生的专业知识以评估患者病情,临床检查和影像学检查未发现明确的原发肿瘤。在本病例中,患者之前在外部机构接受了内镜检查和影像学评估,但随后被发现有高度可疑的 MRI 和 PET 检查结果,在麻醉下进行第二次检查时得到证实。由于原发部位病变和淋巴结病变有限,该患者只接受了手术治疗。

病例二

【临床表现】

49 岁男性,有 40 包/年的吸烟史,因迅速增大的右颈部肿块而就诊(图 4-3)。在临床检查中发现一个 7cm 颈部软组织肿块,伴有皮肤和肌肉浸润,细针穿刺活检证实为 p16 阳性的转移性鳞状细胞癌。MRI 成像显示一个 5.7cm×5.1cm 的颈部肿块,侵犯了胸锁乳突肌和皮肤,未发现原发肿瘤。PET 成像显示 FDG 的热度,右侧颈部的 SUV 测量值为 13.2,并有 6.6cm×4.5cm 的融合肿块,未发现原发肿瘤。鉴于淋巴结病变程度和对后续放化疗的区域控制的担忧,他进行了前期的手术治疗,包括根治性颈清、皮肤切除、软组织重建和舌扁桃体切除术。最终病理显示右侧舌根部有一个 9mm 的肿瘤,最近的切缘为 3mm。阳性淋巴结显示 5/38,伴有包膜外侵犯。他按计划接受了辅助放化疗。已经随访 15 个月无复发。

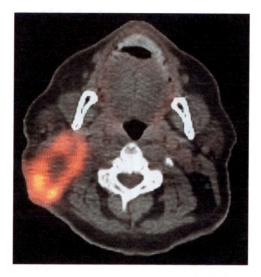

图4-3 原发灶不明颈部转移癌患者晚期颈部转移的PET/CT图像

【讨论】

此病例中,淋巴结和颈部区域控制可能是最重要的治疗目标。由于发病时有 N_3 的疾病,多学科讨论意见是先行手术的三联疗法。舌扁桃体切除术有助于确认原发部位。在这个病例中,也明确地切除了原发灶。

病例三

【临床表现】

一位53岁的女士,平素体健,有25包/年的吸烟史。患左颈部p16阳性转移性鳞状细胞癌(图4-4)。MRI显示有颈部转移性淋巴结,并有放射状的淋巴结外侵犯。PET/CT显示左颈部淋巴结有FDG摄取,左腭扁桃体有不对称的摄取,左侧腭扁桃体的最大SUV为9.1,右侧为8.0。她进行了双侧腭扁桃体切除术,未发现原发肿瘤。随后进行了舌扁桃体切除术和左颈部淋巴结清扫术,没有发现原发肿瘤。她

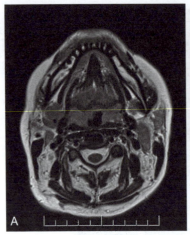 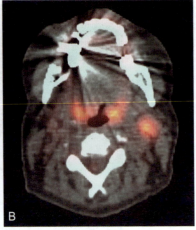

图 4-4　MRI 和 PET/CT 表现

A. MRI 显示可疑颈部淋巴结患者伴有大体积腭扁桃体和舌扁桃体；B. PET/CT 显示双侧腭扁桃体的摄取和颈部淋巴结的轻度不对称摄取。

的颈部淋巴结病理显示 53 个淋巴结中的 1 个阳性，最大的淋巴结为 4.3cm，无包膜外侵犯。她接受了单独对左颈部进行辅助放疗，未对咽部放疗，治疗后随访 12 个月无复发。

【讨论】

在这个病例中，PET/CT 受到了挑战，该患者 PET 显示在两个腭扁桃体的热度，暗示是同侧腭扁桃体的原发肿瘤或双侧扁桃体的原发肿瘤。舌扁桃体也有类似的 PET 热度。这个病例显示了在没有组织评估的情况下对 PET/CT 的挑战。在这个病例中，没有发现原发肿瘤，咽部免于放射治疗。这种治疗方式还没有被普遍接受，可能需要进一步研究。

病例四

【临床表现】

一名 65 岁的男性，有心房颤动和短暂性脑缺血发作的病史，吸烟 10 年，活检证实的 p16 阳性的左颈部肿块（图 4-5）。MRI 显示Ⅱa/b

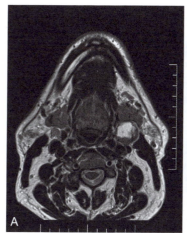 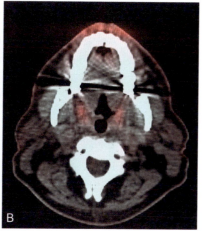

图 4-5 MRI 和 PET/CT 表现

A. MRI 显示左颈部淋巴结患者无明显原发病灶；B. PET/CT 显示可疑原发部位在舌根部。最终病理结果证实原发部位在腭扁桃体和对侧舌根。

和Ⅲ区有多个左颈部淋巴结，其中最大直径有 3.2cm 和 2.2cm，其他有 0.7cm 和 0.8cm，无明显结外侵犯，未发现明显的原发肿瘤。PET/CT 显示代谢活跃的左侧Ⅱ区和Ⅲ区重大淋巴结和左舌根摄取不对称，怀疑原发肿瘤位于左舌根。患者接受了腭部扁桃体切除术，术中进行了冰冻切片分析，未发现原发肿瘤。随后，患者接受了舌扁桃体切除术和左颈部淋巴结清扫术。最后的病理检查发现了一个 8mm 的左侧腭扁桃体肿瘤，涉及深部切缘，右侧有一个 0.4cm 舌根原发肿瘤，最近切缘为 3mm。在切除的 50 个淋巴结中，有 4 个阳性转移结节，其中最大的一个结节为 3.5cm，包膜外侵犯超过 2mm。该患者接受了双侧颈部和咽部照射，并同时接受了化疗，患者已经随访 3 个月无复发。

【讨论】

本病例表明，采用经口技术的手术方法有可能加强治疗。如果该患者仅接受了扁桃体切除术和内镜检查，就会发现同侧原发肿瘤，然后对患者进行放射治疗。相反，在进行舌根切除术时，发现了舌根肿瘤,并在颈部淋巴结清扫术时发现了包膜外的侵犯,因此需要进行辅助放化疗。

总结

经口技术,包括舌扁桃体切除术,可以提高对原发灶不明的颈部原发性鳞状细胞癌患者原发肿瘤的识别率。手术提高原发肿瘤检出率和短期内的手术疼痛和出血风险相关。必须权衡其长期获益和免除黏膜辐射的可能性。进一步的临床试验可能有助于更好地确定这些技术的风险和益处。

临床要点

- 经口技术,如 TORS 和 TLM,可将口咽部隐藏的原发肿瘤的确诊率提高到 70% 以上。
- 舌扁桃体切除术可能导致术后短期疼痛、急性吞咽障碍、出血风险,以及潜在的较长住院时间。
- 确诊原发肿瘤可能有助于调整辅助治疗,减少咽部的放疗量,在某些情况下,可以避免放疗。
- 初步的病例研究表明,采用经口手术与标准的全内镜检查和扁桃体切除术的诊断方法,其疾病控制率相似。

声明:作者没有其他需公开的信息。

扫一扫二维码
查阅参考文献

经口机器人手术和肿瘤降级治疗

Benjamin Wahle, MD, Jose Zevallos, MD, MPH*

朱晓可　徐成志　译

关键词

- 经口机器人手术
- 经口激光显微手术
- 口咽鳞状细胞癌
- 人乳头状瘤病毒相关口咽癌
- 降级治疗
- 治疗去强化

要点

- 通过改善肿瘤的入路和暴露，经口机器人手术（TORS）和经口激光显微手术（transoral laser microsurgery, TLM）增加了初次经口手术治疗成功的患者数量，从而避免了与传统口咽部肿瘤开放手术相关的高并发病率。
- 与人乳头状瘤病毒（human papillomavirus, HPV）阴性口咽鳞状细胞癌（oropharynx squamous cell carcinoma, OPSCC）相比，HPV 阳性 OPSCC 在分子表型和临床特征上是不同的，其治疗效果更好，并好发于年轻患者群体。HPV 阳性 OPSCC 患者诊断后生存时间可达数十年，因此一个重要目标是选择适当的治疗方案，在不影响肿瘤治疗的情况下减少治疗相关并发症。
- 最近的试验表明，经口手术可以通过提供病理分期数据在 HPV 阳性 OPSCC 去强化治疗中发挥重要作用，这可能证明降级辅助治疗方案的合理性。

---

* 通信作者
电子邮件地址：jpzevallos@wustl.edu

- 近年来，越来越多的中心正在开展针对 HPV 阳性 OPSCC 降级治疗和主要治疗方案选择的前瞻性临床试验。在接下来的十年中，这些试验将极大地扩展对 TORS、放疗和化疗在 HPV 阳性 OPSCC 治疗中作用的理解。

背景

考虑到经口机器人手术与口咽鳞状细胞癌（OPSCC）降级治疗相关，本文我们对经口机器人手术（TORS）进行探讨。我们将降级治疗定义为通过改变主要和/或辅助治疗，以达到不影响肿瘤治疗的情况下降低治疗相关发病率和死亡率的目标。TORS 和经口激光显微手术（TLM）是治疗扁桃体和舌根肿瘤的微创手术方法，从两个方面代表了降级治疗的重要平台。首先，这些手术技术扩大了首次经口手术治疗的应用范围，减少了高并发症率的开放手术方法的使用。其次，人乳头状瘤病毒相关肿瘤的日益流行改变了口咽鳞状细胞癌的发病率和类型，使得手术治疗重新成为与放化疗疗效相当的一种有效的口咽鳞癌治疗方式。

历史背景

口咽鳞状细胞癌的治疗方式在过去三十年中发生了显著变化。鉴于许多人在口咽部经口手术方法流行的时代完成住院医师培训，了解产生这些技术的历史背景很重要。TORS、TLM 和调强放射治疗（intensity-modulated radiation therapy，IMRT）的发展都是同时进行的。此外，这些进展与 HPV 阳性口咽鳞状细胞癌增加的流行病学转变相吻合。

从历史上看，口咽鳞状细胞癌的治疗包括手术、放射疗法（radiation therapy，RT）和/或化学疗法，并且通常根据病情进行联合应用。在多数情况下，患者治疗方式的选择取决于医疗机构的实践模式和习惯。到 20 世纪 90 年代，是否使用手术或放疗作为 OPSCC 的首要治疗方式的问题仍无定论。鉴于20世纪90年代末期和21世纪初IMRT等降低并发症率的放疗方案的使用增加[1]，人们尚不清楚原发部位的手术疗效是否不劣于放疗，尤其是在治疗并发症率和死亡率方面。

2002年，有学者对1970年至2000年间的研究进行了回顾，探讨了原发部位手术加放疗与放疗加颈部淋巴结清扫术的疗效。尽管各组之间的肿瘤预后相似，但接受手术治疗的患者发生严重并发症（25% vs. 6%）和致命并发症（3.2% vs. 0.8%）的比例明显更高[2]。值得注意的是，该研究的口咽部手术病例通常涉及经颈和/或经下颌暴露和游离皮瓣重建。基于这些发现，在此期间，放化疗成为许多中心日益首选的初次治疗方式[3]。

与放化疗相比，开放式手术方法具有极高的术后并发症发生率，因此研究者们开展了口咽肿瘤的微创治疗技术并获得了普及。TLM最初是在20世纪70年代初由Strong和Jako[4]开展的，他们首次将CO_2激光与显微喉镜相结合。在随后的几十年中，TLM并不局限于治疗喉部微小肿瘤，且逐渐扩展到治疗部分上呼吸道恶性肿瘤[5]。到20世纪，TLM可成功应用于治疗舌根和咽部肿瘤[6]。

大约在TLM被确立为治疗口咽鳞状细胞癌的微创方式的同时，达芬奇手术系统的应用也在其他外科领域得到扩展，特别是泌尿外科和普通外科[7]，并很快被多个团体认可作为一项可以转化为用于头颈部手术的技术[8-10]。Hockstein、Weinstein和O'Malley将这项技术从最初对人体模型和尸体的模拟引入人体临床试验，证明经口机器人手术的安全性和有效性[11-14]。TORS于2009年正式获得美国食品药品监督管理局的批准，用于治疗咽部和喉部肿瘤[15]。目前，TORS和TLM这两项治疗技术正被多个中心用于治疗口咽部较小的原发性肿瘤。

讨论

1. **经口机器人手术作为降级手术治疗**　在TORS和TLM之前，需要利用侵入性更强的开放手术切除无法经口切除的肿瘤。从历史上看,只有部分经选择的扁桃体、咽后壁和软腭肿瘤可以常规经口切除。舌根、扁桃体和咽后壁肿瘤无法精准暴露的局限性,使得许多中等大小的肿瘤无法经口切除。在这些情况下,需要进行开放式手术暴露。尽管开放式手术确实可以很好地暴露肿瘤,但在这些方法中需要解剖和分离肿瘤未侵袭的正常解剖结构。侧向和经舌骨咽切开术通常用于范围较小的肿瘤。这类手术需要分离附着于舌骨的肌肉,这可能导致术后吞咽困难。咽部切开术导致部分患者形成咽瘘,并且容易损伤舌下神经和喉返神经。下颌骨正中裂开是暴露口咽部肿瘤的另一种常用方法。这涉及下颌骨裂开和口腔底部肌肉组织的分离。与该手术方法相关的并发症包括失血增加、下颌畸形愈合、感染、咽瘘、下牙槽神经损伤和吞咽困难[16]。

TORS 和 TLM 可以被认为是降级治疗,因为它们在不影响肿瘤治疗的情况下降低了与口咽鳞状细胞癌手术治疗相关的并发症发生率和死亡率[17-19]。通过改善肿瘤的术中暴露,这些技术扩大了患者手术治疗的比例,同时避免了开放手术的风险。即使同时进行颈部淋巴结清扫,经口入路也能显著减少术后咽瘘的发生[20]。因为颈部和/或下颌骨在术中未被切开离断,并且破坏的组织仅限于肿瘤周围的区域,所以 TORS 和 TLM 可以更好保留口咽部未切除组织的血液和神经供应。这可以解释使用微创方法后出现普遍更好的吞咽结果[17]。出于同样的原因,TORS 和 TLM 导致的手术缺损更易于通过二次治疗来治愈,从而使得更多的口咽鳞状细胞癌患者接受手术治疗,同时避免与局部皮瓣或游离组织重建相关的并发症[21]。

尽管经口入路与开放入路相比具有优势,但是否成功应用经口手术取决于个体患者因素,其中许多因素可在术前通过体格检查和常规影像检查获得。除了影响患者耐受全身麻醉的并发症,必须考虑与患者正常解剖结构和患者肿瘤相关的因素。患者不能有明显的牙关紧闭;舌头必须能够正常拉伸以暴露肿瘤;以及口腔中的其他结构,例如牙齿和下颌弓,必须能够容纳开口器。外生性和活动性肿瘤通常优于内生性和固定性肿瘤。切除超过 50% 的舌根或 75% 的软腭可能分别导致明显的腭咽功能不全和吞咽困难[22,23]。即使没有经口手术的绝对禁忌证，仍然可以首选放化疗而非手术，特别是考虑到从肿瘤学的角度来看，这两种治疗方案都是合理的。

2. 人乳头状瘤病毒阳性口咽癌的降级治疗 尽管 TORS 和 TLM 等侵入性较小的手术方法的发展代表了口咽肿瘤手术治疗的降级，这些技术也作为更宽泛的降级治疗的一部分而存在，特别是针对 HPV 阳性口咽鳞状细胞癌患者进行的降级治疗。尽管传统上口咽癌被认为是一种由烟草和酒精使用引起的疾病，但自 20 世纪 80 年代，口咽癌病因已逐渐向 HPV 感染转变[24]。据估计，60%~70% 的新发口咽鳞癌诊断可归因 HPV 感染[25]，并且 OPSCC 已超过宫颈癌成为美国最常见的 HPV 相关恶性肿瘤[26]。

与 HPV 阴性 OPSCC 相比，HPV 阳性口咽癌的疾病预后明显更好[25-27]。这一观察到的临床预后差异可以解释为：尽管具有相似的宏观表型，HPV 阴性和 HPV 阳性肿瘤在分子机制上是不同的[28,29]。HPV 阳性肿瘤对放疗和手术治疗反应良好。Sinha 等[27]对 HPV 阳性 OPSCC 的手术与非手术治疗进行了系统评价，发现尽管研究之间存在异质性且缺乏随机试验，但没有明确证据表明治疗方式间存在差异。

最近发表的 ORATOR 试验是一项 II 期随机对照试验，该试验比较了 TORS 加颈部淋巴结清扫术联合辅助治疗与根治性放化疗[30]。患者肿瘤分期为 $T_{1-2}N_{0-2}M_0$，88% 为 p16 阳性。各组之间的总生存期或无进展生存期没有差异。该研究的主要结果是与吞咽相关的生活质量，由 MD Anderson 吞咽困难量表评估。尽管与 TORS 组相比，CRT 组患者的 MD Anderson 吞咽困难量表评分更高，但这并不构成显著差异[30]。

与 HPV 阴性患者相比，HPV 阳性患者在人口统计学上是不同的。与 HPV 阴性患者相比，HPV 阳性患者往往是男性、白人、更年轻、更健康，并且没有明显的吸烟史[25]。HPV 阳性 OPSCC 人群的典型人口学特征是去强化治疗的一个重要考虑因素。在 HPV 阴性口咽鳞癌中，具有高合并症率的老年人群中相对较低的存活率可以对治疗的发病率造成偏倚。相比之下，大多数 HPV 阳性患者的治疗反应良好，并且由于他们在诊断时更年轻、更健康，因此在成功治疗后可能存活数十年。因此，在 HPV 阴性患者中不经常观察到的长期治疗并发症已成为这个不断扩大的人群中更大的关注点。

每种治疗方式都会给口咽鳞癌患者带来其特有的风险。经口手术的固有风险包括与全身麻醉相关的风险和与术后短期住院相关的风险。最潜在的严重手术并发症是主要手术部位的术后出血，这些患者须返回手术室进行出血部位止血。这些出血很少会导致窒息，致死性出血率估计为所有 TORS 病例的 0.17%[31]。预防性经颈动脉结扎可降低术后出血事件的严重程度[32]。其他短期后遗症包括术后肿胀，在某些情况下会加剧阻塞性睡眠呼吸暂停，但很少需要进行临时气管切开术。腭咽关闭不全是经口手术的一种罕见的长期并发症，但在仔细选择患者后可以使发生率最小化。吞咽困难可能是一种短期或长期并发症，并且在接受辅助放疗或放化疗的患者中更有可能发生[17]。

放疗会导致急性和长期治疗并发症。最常见的急性影响是黏膜炎和念珠菌病，这两者都可能导致限制口服摄入的疼痛。吞咽困难是放疗最显著的并发症之一，可作为早期和晚期治疗影响出现。与单纯放疗相比，放化疗中的吞咽困难发生更为普遍[33]。多项研究证实了治疗后吞咽困难与咽缩肌、声门和声门上区辐射剂量之间的关系[34,35]。多数接受放疗的患者在治疗数年后出现吞咽困难[36-38]。其他长期治疗影响包括口干症和颈部纤维化，这两者都可能显著影响患者的生活质量，并且有时会在治疗后数年演变[38]。除了加剧吞咽困难，铂类化疗药物也具有其自身已知的治疗影响，包括感觉神经性听力损失和周围神经病变。

初次手术治疗可以切除获得病理标本，肿瘤的病理特征可以揭示肿瘤生物学行为相关的潜在重要信息，而这些信息不能从放射成像、体格检查或活检标本中获得。这些病理特征可以识别适合安全降级治疗的低风险患者。然而,在目前的医疗实践中,只有少数HPV阳性口咽鳞癌患者接受单纯手术治疗,而相当大一部分患者需接受联合治疗方案(手术+辅助治疗)[39]。这是因为在HPV阳性疾病中,颈部转移通常是患者首先出现的症状,因此肿瘤区域转移通常需要辅助治疗。尽管目前使用的辅助放疗和化疗剂量相对于根治性放化疗较低,但下述的降级治疗旨在进一步降低术后辅助治疗的剂量依赖性毒性。

目前,HPV是否阴性是决定患者是否接受辅助治疗的重要指征[40,41]。当前存在的争议的是HPV阴性肿瘤中提示不良肿瘤预后的组织病理学因素是否也同样适用于HPV阳性肿瘤进行辅助治疗。例如,多个团队通过回顾性/队列研究支持包膜外侵犯不是HPV阳性OPSCC肿瘤学预后的预测因子[42-45]。然而,其他作者持相反意见并提倡将包膜外侵犯纳入未来的HPV阳性OPSCC分期系统[46-48]。下述目前正在进行的前瞻性试验可能提供高质量的证据支撑,阐明传统组织病理学特征的问题以及初步手术治疗和标本的使用如何能够用来指导辅助治疗降级。

目前正在进行或最近完成的多项前瞻性研究旨在调查初次手术后HPV阳性肿瘤的治疗降级。两项已发表的研究对放疗改变进行了探讨,包括减少放疗辐射范围和降低放疗剂量。AVOID试验是一项单臂Ⅱ期试验,调查了如果肿瘤已被全部切除并且没有不良组织病理学特征(例如神经周围或淋巴血管侵犯),原发肿瘤部位是否可以避免进行放疗照射[49]。在本研究中,2年局部控制率为98.3%,治疗相关毒性较低[49]。MC1273是一项Ⅱ期试验,该试验研究了根据$p16^+$ OPSCC患者的包膜外侵犯状态指导进行30~36Gy的降剂量放疗[50]。应该注意的是,这是在所有患者中与多西他赛联用的研究[50]。本研究作者同样证明了96.2%的2年局部控制率和良好的毒性特征。[50]这些单臂试验提供了早期的前瞻性证据,表明经选择的HPV阳性OPSCC在经手术完整切除后,可以安全适当地进行辅助治疗降级。

ECOG-E3311 是一项 II 期 RCT，主要侧重于评估 HPV 阳性肿瘤患者减少的放疗剂量。虽然完整结果尚未发表，但已有描述该试验结果的摘要[51]。该研究共入组 519 例患者，所有患者临床分期为 AJCC7 III/IV 期、T_{1-2} 期肿瘤，并且均接受经口手术和淋巴结清扫。中危患者是那些手术切缘清晰或接近、2~4 个淋巴结阳性或淋巴结外侵犯（ENE）小于或等于 1mm 的患者。中危患者随机接受 50 或 60Gy 剂量的放疗。低风险患者不接受放疗，高风险患者接受标准辅助放化疗。作者发现，无论放疗剂量如何，中危组的 2 年无进展生存期相似。未接受辅助治疗的低风险患者具有相似的预后。因此作者得出结论，经口手术可能是手术降级的有效部分，低风险患者可不接受辅助治疗，而经选择的中风险患者能够从较低的放疗剂量中受益。

尽管本综述的重点是与 TORS 相关的治疗降级，但应该注意的是，用毒性较小的化疗药物替代顺铂已成为 HPV 阳性肿瘤治疗降级的主要目标。最近完成了一项比较根治性放疗联合顺铂与放疗联合西妥昔单抗的大型随机对照研究，该试验证明，与西妥昔单抗相比，顺铂对总生存期和无进展生存期有明显益处，这表明西妥昔单抗替代顺铂并不是一个 HPV 阳性 OPSCC 根治性放化疗中适合选择的化疗降级方案[52]。

3. 正在进行的试验 多项正在进行的随机对照试验将有助于了解初次手术后辅助治疗降级对肿瘤预后和治疗毒性的影响（表 5-1）。DART-HPV 是一项 III 期 RCT，它建立在前面提及的 MC1273 的结果之上。实验组患者将接受 30~36Gy 放疗联合多西他赛，而对照组将接受标准剂量的放疗联合顺铂（ClinicalTrials.gov：NCT02908477）。PATHOS 是一项 III 期 RCT，它比较了中危患者的 50Gy 与 60Gy 放疗剂量疗效，同时还比较了在高危患者中标准放疗和标准放化疗的疗效（ClinicalTrials.gov：NCT02215265）[53]。MINT 试验是一项 II 期 RCT，该试验评估口咽癌术后降剂量放疗和化疗疗效。低风险患者将仅接受 42Gy 的调强放疗，中危组患者（ECE 或切缘阳性）将接受 42Gy

表 5-1 正在进行的辅助治疗降级试验

简称	标题	阶段	治疗干预	入组人数	预计完成时间	主要结果评价标准	NCT#	研究赞助
DART-HPV	DART-HPV：Ⅲ期HPV相关的降级辅助放射治疗的评估	3	降级放疗（30~36Gy，具体放疗剂量取决于风险组）联合多西他赛 vs. 60Gy伴或不伴顺铂	214	2024	不良事件率	NCT02908477	Mayo Clinic
PATHOS	HPV阳性口咽癌经口手术后风险分层、降强度辅助治疗的Ⅲ期临床试验	3	中风险组：降强度放疗（50Gy）vs. 60Gy；高风险组：辅助放化疗 vs. 单纯辅助放疗	1 100	2026	MDADI/总生存期共同终点	NCT02215265	Lisette Nixon
MINT	HPV相关口咽癌术后风险指导辅助治疗的Ⅱ期试验	2	低风险组：单纯降级放疗（42Gy）；中风险组：降级放疗（42Gy）联合1剂顺铂；高风险组：标准治疗（60Gy+3剂顺铂）	43	2022	辅助治疗期间体重下降患者的比例	NCT03621696	Washington University School of Medicine

缩写：MDADI, MD Anderson 吞咽困难量表。数据来自美国国立卫生研究院（NIH），国家医学图书馆（National Library of Medicine），ClinicalTrials.Gov。

放疗+一剂顺铂,高危患者(c/pT₄或cN₃)将接受标准辅助放化疗(ClinicalTrials.gov:NCT03621696)。

此外,还有多项正在进行的RCT比较了各种形式的初次手术治疗与初次非手术治疗疗效(表5-2),其中一些试验还包括降级治疗方案。ORATORⅡ是一项比较两种降级治疗模式随机对照试验。患者随机分成两组,一组将接受根治性降级放疗方案(60Gy伴或不伴化疗),另一组将接受经口手术联合颈部淋巴结清扫伴或不伴辅助放疗(50~60Gy)(ClinicalTrials.gov:NCT03210103)。QoLATI研究将比较TORS联合颈部淋巴结清扫术与IMRT伴或不伴化疗疗效(ClinicalTrials.gov:NCT04124198)。欧洲癌症研究和治疗组织(European Organization for Research and Treatment of Cancer)正在对早期口咽癌患者根据风险因素提示接受调强放疗联合选择性颈部淋巴结清扫术或经口手术、选择性颈部淋巴结清扫术和辅助治疗的疗效进行比较(ClinicalTrails.gov:NCT02984410)。Universitätsklinikum Hamburg-Eppendorf的一项试验将根据风险因素指示对经口手术、颈部淋巴结清扫和辅助治疗与标准根治性放化疗进行疗效比较(ClinicalTrials.gov:NCT03691441)。

总结

经口机器人手术和经口激光显微手术可以改善对口咽部肿瘤的接触和暴露,并扩大了可以进行手术充分切除肿瘤同时避免侵入性开放手术方法的患者比例。与HPV阴性疾病相比,HPV阳性口咽鳞癌的分子表型和临床特征是不同的。HPV阳性口咽鳞癌患者对治疗反应良好,诊断时更年轻、更健康。因为他们可以在治疗后存活数十年,所以长期治疗后遗症在不断增长的HPV阳性口咽鳞癌幸存者群体中成为越来越重要的考虑因素。初步证据表明,经口手术可以提供病理分期数据,将在未来HPV阳性去强化治疗中发挥重要作用,这可能证明避免或降低辅助治疗的合理性。许多正在进行的试验研究

表 5-2 正在进行的比较主要治疗方式的试验

标题	阶段	治疗干预	入组人数	预计完成时间	主要结果评价标准	NCT#	研究赞助
HPV 相关口咽鳞状细胞癌治疗降级的随机试验：放疗 vs 经口手术（ORATOR II）	2	降级放化疗（60Gy 伴或不伴顺铂）vs. 经口手术、颈部淋巴结清扫和辅助放疗（50~60Gy，具体放疗剂量取决于风险组）	140	2028	总体生存	NCT03210103	Lawson Health Research Institute
早期口咽鳞癌患者经口机器人术后调强放疗后生活质量：一项随机临床试验	2	TORS，颈部淋巴结清扫伴或不伴放化疗 vs. 放化疗	138	2029	吞咽相关生活质量（MDADI）	NCT04124198	Christian von Buchwald
$T_1 \sim T_2$、N_0 口咽鳞癌患者放疗与经口手术对比：Ⅲ期试验	3	经口手术 + 颈部淋巴结清扫 vs. 放疗 + 颈部淋巴结清扫	170	2026	MDADI 评分改变	NCT02984410	European Organization for Research and Treatment of Cancer
口咽癌经口头颈部手术联合术后辅助放疗放化疗与根治性放疗放化疗的疗效对比试验	4	经口手术、颈部淋巴结清扫伴或不伴放化疗 vs. 放化疗	280	2023	局部/局部区域失败或全因死亡时间	NCT03691441	Universitätsklinikum Hamburg-Eppendorf

注：MDADI.MD Anderson 吞咽困难量表。
数据来自美国国立卫生研究院的，国家医学图书馆，ClinicalTrials.Gov。

手术后降级辅助治疗方案或比较初次手术与初次放化疗的疗效。我们预计未来十年将出现越来越多的证据可以更好地确定经口机器人手术、放疗和化疗在 HPV 阳性口咽鳞癌治疗中的作用。

声明：J. Zevallos 博士是 SummitDX 的首席医疗官和股东，该公司正在开发用于早期发现头颈癌的唾液液体活检。本文内容不涉及该项检验。B. Wahle 博士没有需要公开的财务关系。

扫一扫二维码
查阅参考文献

口咽癌开放术式和机器人术式的对比

Gina D. Jefferson, MD, MPH*, Hudson Frey, MD

何长顶　徐成志　译

关键词

- 口咽癌
- 口咽部鳞状细胞癌
- 口咽手术
- 经口机器人手术
- TORS
- 口咽部的开放手术

要点

- 经口机器人手术(transoral robotic surgery, TORS)是治疗人乳头状瘤病毒(human papilloma virus, HPV)阳性和阴性的口咽鳞状细胞癌患者的可选方式。
- TORS提供了微创技术可以实现理想的肿瘤学治疗效果,同时也可以获得良好并且有时优于其他治疗方法的功能性效果。
- TORS也可适用于持续或复发的OPSCC患者,可以作为此类患者可选择方式之一。

引言

传统上,口咽鳞状细胞癌(oropharyngeal squamous cell carcinoma, OPSCC)的患者通常采用开放手术入路式手术切除肿瘤然后进行组

---

* 通信作者
电子邮件地址:gjefferson@umc.edu
推特:@drginajo(G.D.J.)

织重建修复。手术后根据病理情况选择放化疗[1]。口咽部的开放手术一般是通过经颈-经咽、经下颌-经咽、经面部-经咽切除肿瘤,包括经口入路。这些入路术式通常需要游离皮瓣重建修复,同时也延长了术后恢复的时间。这些开放并且损伤性较大的手术也常常导致语言和呼吸功能障碍,以及长期吞咽困难[2]。

1991年发表的退伍军人管理局喉癌临床试验(Veterans Administration Laryngeal trial)证明[3],与手术后放疗相比,诱导化疗加根治性同步放化疗也是达到局部晚期喉癌同等生存率的有效手段。随后保留器官的治疗方案逐渐应用到口咽部,因此使口咽部肿瘤的手术治疗数量有所下降。然而,使用同步放化疗这种保留器官的非手术方案导致治疗相关副作用也随之增加,例如吞咽困难、口干、咽部狭窄、组织纤维化和神经病变[4,5]。Weinstein和O'Malley[6-8]证明达芬奇手术系统应用经口机器人,通过上呼吸消化道通路进行手术操作的可行性和有效性,并在2009年获得了美国食品药品监督管理局(FDA)的批准。Flex机器人系统可以提供一个带有灵活工作臂和3D摄像头的工作平台,随后于2015年获得FDA批准,可以用于从嘴唇到喉的经口手术。经口机器人手术(TORS)通过专门设计的撑开器暴露咽部和喉部,其中包括各种压舌板,以最佳方式暴露出需要的解剖学区域,从而辅助经口机器人手术。这些机器人平台所提供的三维视图让手术区域的直观可视化,有助于对肿瘤进行整块切除,减少开放入路手术的并发症,并缩短患者的恢复时间。

经口机器人手术

一个多中心可行性研究报告表明,上呼吸消化道最常见的手术部位是口咽部和声门上区域。这项研究包括177名接受TORS的患者,其中139名(78%)是口咽部病变,26名(15%)是喉部区域病变,其余的是涉及下咽和口咽的肿瘤患者[9]。

【适应证】

来自监测、流行病学、最终结果(Surveillance, Epidemiology, End

Results，SEER）数据库的显示，在1992—2014年，OPSCC的发病率增加了两倍[10]。21世纪以来，美国诊断的OPSCC中约70%与人乳头状瘤病毒（HPV）有关[11,12]。诊断为HPV相关的OPSCC患者具有独特的疾病表现、肿瘤生物学和生存优势[13]。HPV相关OPSCC的表现与HPV阴性的患者相比，T分期较低，最常见的是扁桃体，其次是舌根部[14]。HPV相关OPSCC可以通过手术切除原发灶，并达到阴性切缘，从而缓解临床症状[9]。此外，根据最终的手术病理，对原发部位进行手术处理和进行颈部淋巴结清扫可以避免进行辅助放疗，或者降低辅助放疗剂量。减量放疗方案和疗效仍在临床试验中进行评估，如人类乳头状瘤病毒（HPV）阳性肿瘤的术后辅助治疗（HPV-positive tumors，PATHOS）[15]。将其结合TORS是一种不影响生存预后、同时保留良好的器官功能的一种治疗方案。

在某些特定情况下，HPV阴性的OPSCC患者也是TORS术式的适应人群[16]。最近一份出版物使用国家癌症数据库评估了首先进行TORS与非手术最终治疗方式的生存预后。研究人员根据早期（$T_{1-2}N_{0-1}$）和晚期（$T_{3-4}N_{0-3}$和$T_{1-4}N_{2-3}$）的HPV状态进行了亚组分析，发现HPV阴性的OPSCC患者在接受TORS机器人手术治疗比非手术治疗更有生存优势。在考虑年龄、分期和肿瘤分级的情况下，206例HPV阴性OPSCC患者在TORS治疗下的3年生存结果明显优于放疗患者，分别为84%（95%CI，76%~91%）和66%（95%CI，57%~77%），P=0.01。研究人员发现HPV阴性的OPSCC已经具有一定的放射耐受性，并且认为在他们的研究中，对放射耐受性组织进行手术切除可能给TORS的治疗带来更好的结果，还注意到71%的患者（包括HPV阳性和HPV阴性）需要辅助放射治疗，54%需要辅助化疗[17]。

HPV阴性OPSCC患者的局部复发率高于HPV阳性的患者[18]。无论HPV疾病状态如何，挽救性手术都被认为是初次放疗或放化疗后持续或复发疾病的肿瘤最佳治疗选择。在这种情况下，TORS可能对特定的患者是有效的。小区域的复发、持续性病灶或二次原发性OPSCC肿瘤也适合TORS术式。然而，对于已经放疗过的较大颌面部肿瘤会伴随着微血管的重建,特别是在根据术后病理考虑再程放疗时,此术式可以最大限度地减少其出血风险。值得注意的是,缺损组织的微血管重建修复与 TORS 并不冲突。避免下颌切开术的 TORS 辅助切除术与微血管重建相结合证明是有益的[2]。

影像学评估是确定患者解剖条件是否适合 TORS 的关键。在患者口咽癌评估和分期期间,通过增强 CT 或 MRI 获得的影像学信息,手术患者如果有阳性边缘或涉及区域淋巴结的癌症包膜外扩散的特征,这两种都是用放射加辅助化疗的指征。在选择适合 TORS 的患者时,目标是以微创方式实现 R0 切除,同时尝试降低辅助治疗剂量,从而在不影响疾病控制效果的前提下降低与治疗相关的副作用发病率[19]。

当考虑使用 TORS 手术治疗扁桃体癌时,体格检查和影像学检查提示疾病局限在扁桃体窝,是安全实现阴性切缘的适应人群。无论手术入路是开放还是经口,难以切除肿瘤包绕颈动脉 270°或更多的情况。肿瘤累及椎前的肌肉组织或骨质椎体本身也被认为是不可切除的。特别是 TORS,鉴于无法用目前的机器人器械进行下颌骨边缘切除术,所以需要延伸到下颌骨骨膜之外的手术边缘是无法实现的。同样,肿瘤累及咀嚼肌间隙、翼状肌和颞肌的情况也不适合采用 TORS,但通常可以采用开放手术切除并行重建修复。咽旁间隙位于扁桃体窝的后外侧,因此也很难通过经口机器人方法实现阴性切缘。由于茎突后间隙的后部包含颈动脉鞘和颅内神经第 9~11 分支,开放的手术切除可以保留这些重要的结构,同时也可以完全进行切除。如果影像提示颈内动脉与扁桃体窝相邻,也是 TORS 实现安全手术切除肿瘤的巨大挑战。体格检查和影像学显示软腭受累,将建议采用其他替代治疗以获得更好的功能效果。手术切除软腭但不进行组织重建会导致生活质量下降,如引起腭咽闭合不全。当体格检查和影像提示口咽部肿瘤累及鼻咽部时,可能无法进行 TORS 切除[19,20]。而 Flex 机器人系统有希望具有反向弯曲的功能,使外科医生有可能解决鼻咽部病变。

舌外肌受累、舌根病变延伸至会厌前间隙、双侧舌动脉受累以及肿瘤延伸至中线并且需要牺牲两侧神经血管才能切除的肿瘤都更适合开放式手术切除加上缺损的重建修复。这些情况会导致舌的血供破坏和舌体结构的缺失，导致长期功能不良，并可能导致经口术式切除不充分[19]。

当解剖成像提示 TORS 具有充分、安全切除和良好预期功能结果，则再需要考虑原发部位的暴露。通过患者实现上下门牙内移位的能力、颈部的柔韧性、下颌弓的宽度、下颌骨环面是否存在以及是否存在大舌的程度来评估是否足够的暴露。

【手术步骤】

简单地说，对于通过 TORS 切除扁桃体鳞癌，使用 Feyh-Kastenbauer（FK）牵开器进行暴露和悬吊。手术从翼下颌中缝切开开始，该切口暴露咽上缩肌，作为侧切缘，同时掀起颊咽筋膜。通过切开软腭，从内往下分离组织至咽缩肌，从椎前筋膜中分离出肌肉组织。在下方，横断茎突舌肌和茎突咽肌，从上往下进行解剖分离（图 6-1）[21]。

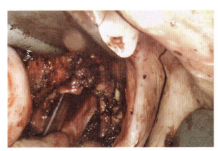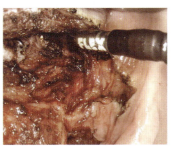

图 6-1 经口机器人根治性扁桃体切除术和下咽部分切除术

进入舌根部前需要退缩以充分暴露。O'Malley 等[22]早期使用 DaVinci 系统时发现，使用 FK 牵开器比 Crow Davis 和 Dingman 牵开器有优势。也就是说，侧向牵引板以及各种压舌板为完全切除肿瘤提供了更好的暴露条件。利用 0°和 30°摄像头可以充分暴露手术区域以便完成切除。这些研究者描述了如何使用开放式喉部压板。首先做会厌谷切口，适时用合适的压舌板更换成喉压板，方便下一次进行上部和侧部的分离。这些切口需延伸一定的深度，控制切缘实现整体切除。当遇到舌动脉时，应将其外科夹闭。

TORS 与开放术式或放疗相比较的优点，与减少对咽部肌肉组织、神经血管结构和周围正常组织造成的损伤密切相关。有很多关于住院时间缩短、吞咽困难减少以及气管切开术和鼻饲管依赖减少的研究。放疗对 HPV 阳性患者的影响是显著的，因为这一人群通常更年轻，预期寿命更长，但是会经历放射性纤维化、吞咽困难、口干和味觉丧失等持续的多种并发症[23,24]。

而与 TORS 相关的缺点主要包括器械设备成本和维护。过高的成本可能会影响医疗机构购买设备。这反过来导致有适应证的患者群体无法使用这种微创技术。此外，医院机构之间的差异，导致了使用这种技术的专业外科医生可能会造成患者严重并发症，比如在较短的时间内让没有气管切开的患者出院，而术后在家术区出血可能导致患者死亡。然而，另一个潜在的缺点是机器人器械的局限性，进入更远的上呼吸道消化道可能是一个重大挑战[25]。更加灵活的机器人系统可能会改善这个问题。

口咽部开放手术

如本文其他部分所述，口咽部手术入路的趋势已从开放式手术转向侵入性较小的手术，包括经口激光显微手术和 TORS[26,27]。

【适应证】

开放式手术入路的适应证包括由于肿瘤特点、患者体质或需要三联疗法而无法接受微创手术的晚期肿瘤。此外，开放式手术通常适用于先前已经治疗过的恶性肿瘤的挽救性手术，此时手术是唯一剩下的选择。在这些情况下，提倡扩大手术的切缘，通过开放式手术比较容易完成。但这通常会导致咽部与颈部相通，需要用组织进行缺损修复[26]。

【手术步骤】

经下颌-经咽入路进入口咽部,包括使用下颌骨切开术或节段性下颌骨切除术,来获得通过传统唇部切口实现的通路。另一种方法是面部皮瓣,即在颈部前部做一个大切口,将皮肤掀到下颌骨上方(图6-2)[27]。然后小心地分离下颌骨,尽量避免损伤颏下神经。切开舌肌以便直接进入口咽,同时在需要时保护好神经血管束。根据术中情况可以切除受累的下颌骨,或根据边缘需要进行下颌骨边缘性切除术。一期封闭、邻近组织转移或微血管游离组织瓣转移也提供了很多的重建方式[27,28]。

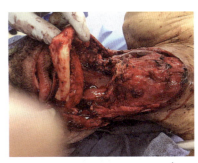 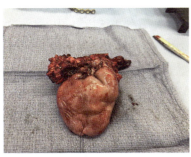

图6-2 开放式全舌切除

右侧部分舌切除,经颈-下颌入路行双侧颈部淋巴结清扫术。

进入口咽部的替代方法可以避免与下颌骨切开术相关的并发症,包括侧咽切开术、经舌骨咽切开术和舌骨上咽切开术。通过行择区颈部解剖进行侧咽切开术,从而暴露二腹肌后腹、舌骨和肌肉组织以及颈动脉外支的分支。对于咽侧壁和后壁的肿瘤,通过从上方分离肌肉组织来更好地保护舌下神经。分离舌骨下端的肌肉,以便进入舌骨。此位置结扎舌动脉,并有可能用于微血管重建修复。切除舌骨外侧可能有助于直观的视角。通过在垂直平面上横切甲状软骨的外侧部分以进入咽后壁,或在前方横切舌骨和牺牲面神经,或通过切除下颌角的尖端,可以进一步帮助暴露。如果遇到孤立的咽后壁病变,可以保留舌骨,同时沿甲状腺叶的长度切开咽中缩肌[29]。

舌骨上咽切开术是一种从舌骨前方切除舌骨基底肿瘤的方法。这是通过一个经颈切口,向前延伸到舌骨复合体。中线位置进行分离舌骨上肌肉,尽量直接舌骨上进行,从而避免损伤舌下神经和血管。接下来切开会厌至会厌谷的黏膜。如果肿瘤没有侵犯到舌前或深部舌肌层,这种术式可以进行切除并行一期修复[29,30]。根据肿瘤的范围,这种术式的一个变种可以通过切断舌骨并切除舌骨外侧基底、舌血管和舌下神经来切除舌骨外侧病变[31]。

开放手术的主要优点包括手术范围的视野宽和暴露好,尤其是下颌骨切开的入路。开放手术入路的另一个优势是降低辅助治疗强度,肿瘤被完全切除,不需要额外的治疗。当与接受初次放疗或放化疗的患者的生活质量相比较时,这一点就得到了体现,因为在这些患者中经历长时间的副作用毒性反应[2,26]。

开放式手术的缺点也是明显的,而且会对生活质量产生重大影响[26,27]。舌肌肉组织的改变影响说话和吞咽,对于咽部手术进一步影响。如果进行下颌骨切开术,并发症包括咬合不正、骨髓炎和先前放射治疗导致的放射性骨坏死等[28]。其他缺点比如住院时间长、依赖胃造口术、依赖气管造口术、需要血管游离皮瓣重建,以及如果使用唇裂开术式,会造成唇部畸形。

经口机器人手术与开放手术的对比

一项比较 TORS 与开放手术方法的前瞻性研究,招募了 TORS 患者,并将该组与接受开放手术治疗的 OPSCC 患者进行了回顾性匹配分析。两组患者的人口统计学、肿瘤分期和病理数据(包括 HPV 状态)相似。研究人员发现,接受开放手术治疗的患者比接受 TORS 治疗的患者预后表现更差,这不能用切缘状态或包膜外扩散的病理结果进行解释。生存分析显示,TORS 患者的 1 年、2 年和 3 年生存率为 94%、91% 和 89%,而接受开放手术治疗的患者的生存率为 85%、75% 和 73%($P=0.035$)。如前所述,在通过 TORS 进行的肿瘤"减瘤"手术,大量的耐放疗的癌细胞的切除可以使辅助治疗(放化疗)在肿瘤的局部控制中更加有效[16]。此外,与开放手术对比,TORS术后到开始进行辅助治疗之间的时间更短,有助于减少开放手术术后肿瘤控制不佳的患者等待治疗的时间[17]。

与其他治疗方式相比,行TORS术的一个主要原因是患者器官生理功能能得到保留和改善。一项前瞻性试验比较了TORS与传统手术治疗T_{1-3}型扁桃体癌后的肿瘤学和功能结果,发现TORS在患者恢复口服饮食、住院时间和拔管时间方面存在显著差异。TORS组恢复经口饮食的时间为$(6.5±4.2)$d,而下颌骨切开术式组为$(16.7±5.3)$d$(P<0.001)$。同样,TORS组的住院时间为$(14.6±4)$d,而下颌骨切开术式组为$(24.6±5.9)$d$(P=0.001)$。此外,TORS患者的拔管时间为$(5±1)$d,而下颌骨切开术为$(13.2±6)$d$(P<0.001)$。研究人员还注意到,TORS组的患者根本不再依赖预防性气管切开术[32]。

与TORS相关的并发症较多发生在2009年FDA刚批准使用达芬奇系统后,Memorial Sloan Kettering报告2010年并发症发生率为33%,2015年逐渐下降至10%。研究人员报告说,涉及超过2个亚区的切除手术会增加并发症的概率。因为涉及超过2个亚区的手术切除表明肿瘤体积较大,可能导致吞咽困难,导致吸入性肺炎和更大的创面,可能导致术后出血[33]。

购买机器人的成本可能对许多医学机构来说也是一个重大挑战。2009年,Weinstein等[34]称,购买达芬奇系统的成本为150万美元,每年的维护成本为10万美元,每台手术所需提供一次性仪器的成本为200美元。

总的来说,合适的患者选择的TORS术式是有利的。这些患者包括HPV阳性的OPSCC患者,他们在某些情况下可以避免辅助治疗,或者在临床试验证据确定之前,可以减量行辅助治疗。此外,根据肿瘤解剖学,一些HPV阴性患者也可以是很好的适用者,一些报告表明,与开放手术或非手术治疗相比,该患者群体的存活率有所提高[16,17]。最后,TORS也可能为一些接受挽救性手术的患者提供选择。

声明:作者没有其他需公开的信息。

扫一扫二维码
查阅参考文献

机器人在儿童耳鼻咽喉头颈外科及高阶手术方案中的应用

Neeraja Konuthula, MD, Sanjay R. Parikh, MD, Randall A. Bly, MD*

袁晓晖　徐成志　译

关键词

- 机器人
- 儿童耳鼻咽喉科
- 手术计划

要点

- 机器人手术已成功应用于儿童耳鼻咽喉科的许多领域。
- 通过对比技术和方法,先进的计算机辅助手术方案能够改善机器人技术的应用。
- 高阶手术方案包括分割、虚拟现实、3D 打印、优化算法、术中镜像叠加及可纳入机器人器械。
- 特殊的儿科器械以及高阶手术方案所需的时间和专业知识是一体化的难点。

引言

自 2007 年以来,机器人手术已在儿童耳鼻咽喉科得到应用[1]。虽然机器人手术应用于儿童头颈部手术的许多不同方面,但是仅限

---

*　通信作者
　　电子邮件地址:Randall.Bly@seattlechildrens.org

于较大的中心,其报告也仅限于可行性研究。机器人手术一体化可能会随着先进的术前手术方案和更新、更小的机器人器械而得到改善。最近在计算机辅助手术方案方面的进展使人们可以用不同的技术(包括机器人技术)来比较和实施不同的手术方法。手术的成功开展由手术视野、手术器械、患者特殊的解剖结构和手术导致的并发症决定。手术机器人能够优化的两个主要部分为手术视野和器械。在保证手术疗效的前提下,机器人手术能够带来更少的并发症,有望应用于儿童头颈部手术。

机器人手术在儿童耳鼻咽喉科的应用现状

自2007年经口机器人手术(TORS)首次用于喉裂修复术以来[1],机器人手术已被应用于儿外科。在报道的5名儿童患者中,有3例由于手术视野缺乏和没有足够的空间来操纵器械而无法完成,因此机器人手臂的尺寸被认为是应用于儿童外科的一个限制因素。

随着TORS技术的发展,其在儿童头颈外科的应用也在不断扩大,包括接受阻塞性睡眠呼吸暂停手术的儿童[2-4]。一项对16名年龄5~19岁,通过TORS进行舌侧扁桃体切除术的患者的回顾性研究中,将患者按手术顺序分为3组,第一组与后两组的对接时间相比明显减少[4]。手术时间和出血量组间无明显差异。研究者认为手术的成功是由于较小的器械(5mm器械,12mm内镜)、舌根的肌肉组织完全暴露、操作空间较大以及舌咽神经的可视化。另一项研究描述了9例经TORS行舌根缩小术和舌扁桃体切除术的患者,并指出其优势包括与内镜下等离子射频或射频消融相比,具有三维(3D)视野和更大的操作自由度[3]。其中1例患者出现术后舌根出血,手术止血后无其他并发症。

另一系列病例描述在16名儿童中使用TORS进行各种口咽和气道手术,包括切除舌根病变、声门上和下咽病变,以及喉裂修复[5]。这是第一个描述14日龄~15岁儿童中TORS应用于各种手术的系列病例观察。与之前的报告相似,腕式器械控制、三维视野、更精确的激光控制、狭小空间缝合更密的能力以及与内镜操作相比,TORS可提供多层次暴露。但这项技术的局限还包括暴露不足、机械臂进入受限、需要床旁外科医生协助等。由于病例种类繁多,手术和对接时间未被报道,并发症也在预期范围内。专门的气道器械有可能扩大在儿科的应用范围。

此后,多篇病例报道将TORS应用于儿童气道重建和头颈部肿物切除术[6,7]。TORS成功地用于切除声门上神经纤维瘤累及咽旁间隙[7]。由于该病例上喉腔和咽侧壁暴露好,术者选择了TORS而非经口激光显微手术(transoral laser microsurgery,TLM)。然而,在术后2个月需要切除残余的疾病组织时,由于能够充分暴露以及避免烦琐步骤和获得更好的触觉反馈,术者更倾向于采用TLM[7]。图7-1显示的是一名2岁儿童通过经口机器人手术切除喉部神经纤维瘤的情况。

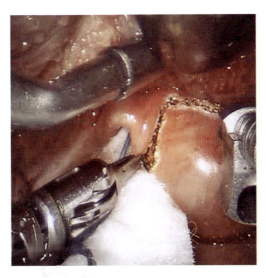

图7-1 2岁儿童经TORS切除喉神经纤维瘤的术中视野

这些系列病例表明，TORS 在成人中的已知优势，包括精度提高、3D 放大、震颤减少、操作范围缩小和优于人手的活动度，在儿童头颈部手术中也有相同的优势[4-7]。然而，同一研究还指出，当传统的内镜器械在手术方案中被认为足够达到疗效时，由于没有烦琐的步骤和成本的降低，它们是更优的选择。

大多数术前手术方案是通过二维计算机断层扫描（CT）和 MRI 结合外科医生的经验制定的。高阶手术方案可以在术前进行手术方式的探讨，并将机器人器械与传统手术器械进行比较，从而为机器人技术的进一步应用发挥重要作用。

目前高阶手术方案工具

制定术前手术方案能够提高患者安全性、减少手术时间和降低发病率。高阶手术方案是指使用技术来加强方案计划过程，包括虚拟现实、3D 打印模型、计算机辅助优化算法。

手术方案的制定必须从患者特定解剖结构和病变的计算机模型开始（图 7-2）。为了使用以下任何一种方法，如虚拟现实、全息影像

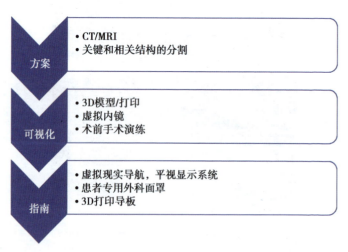

图 7-2　结合机器人器械的高阶手术方案阶段

和3D打印模型,首先必须创建一个准确的模型。为此,通常单独或合并使用横断面图像(CT和MRI)来创建解剖模型。对于某些解剖区域,能够直接和通过自动分割来识别骨骼和血管,但许多较小的结构内的头颈部仍然需要由专家手动分割。例如,仅用CT分割软骨仍然是一个挑战[8]。这是耗时的,也是设定手术方案的障碍之一。一旦创建了一个模型,根据应用程序,简单的可视化方法(如虚拟内镜)可能为外科医生提供足够的视野来更好地完成手术。在其他情况下,外科医生需要的不仅仅是可视化,还需要特定的模板或其他指南来精确地完成手术。后面讨论的主题是将模型的信息传递给外科医生的一些可用方法。随着这一过程的改进,对于将新的机器人技术应用于新的手术方式是必不可少的一步。

虚拟现实

增强现实或虚拟现实在外科培训中得到了很好的研究。一些研究表明,模拟模型可以增加受训者和外科医生的信心[9]。随着虚拟现实患者特异度逼真度和触觉反馈的改善,其应用已扩展到术前方案。事实上,在颈动脉血管内手术中,虚拟现实手术的预演可以改善病例选择、手术工具的选择和手术开展[10,11]。

在内镜颅底手术方面,虚拟现实技术可以提高术者对重要解剖标志的熟悉度,与尸体培训相比,具有更高的患者特异度和更低的成本。一项研究创建了一个名为CardinalSim的虚拟手术环境,并回顾了10例内镜下颅底病例的模拟[12]。他们发现模拟病例和实际病例在手术暴露、解剖特征和病变位置有很好的相关性,表明在实际手术前根据患者具体情况进行预演是有益的。手术预演使外科医生熟悉解剖变异,预见陷阱,调整手术计划[12]。一些内镜下鼻窦和颅底手术的虚拟模拟器已经可用,但对其评估仅限于培训[13]。然而,从CT扫描中手动分割和重建个体患者解剖所需要的时间和成本是其广泛应用于术前方案和实践中的主要障碍[13]。

在睡眠外科手术中,虚拟现实模拟了上下颌前移的效果[14,15]。

术前的虚拟方案结果与术后数据对比表明，模拟模型可靠地预测了面部组织和前后气道延伸[14]。然而，它不能准确预测外侧腭咽区变化。另一个模型根据 4 名患者目标后气道间隙和牙唇显示指导术者上下颌前移范围[15]。术后后气道间隙和面部美学轮廓与模型预测结果非常接近。

虚拟现实也被用于计划和预演侧颅底/耳科手术[16-18]。通过结合 3D 打印和 3D 模拟进行手术方案规划，在内镜下经外耳道入路的岩尖部病例研究中能够避免损伤关键结构[17]。具有触觉反馈的 Voxelman Temp Surg 是一个模拟软件，已用于 24 具尸头颞骨的特定病例手术预演[18]。受训者和专业耳鼻咽喉科医师一致认为，对于解剖变异的掌握影响了随后在尸体标本上的手术，特别是乙状窦的特定边界[18]。这项研究还表明，随着外科医生更好地理解如何使用半自动分割，上传时间或通过分割将 CT 扫描转换为 3D 模型所需的时间有所改善。与通用培训模型相比，使用特定病例的数据，手术方案评分较高。然而，对于面神经、鼓室盖等关键结构，本研究仍存在保真度较低的问题[18]。一项类似的研究在两个不同的机构进行，也显示预演增强了信心，这与较好的解剖表现有关[19]。

尽管其三维解剖结构复杂，但头颈部手术切除和重建的手术方案仍主要通过二维 CT 和 MRI 完成。最近的一个系列病例探讨了在手术前使用患者的具体数据构建虚拟现实模型。外科医生能够了解三维解剖，并在一些病例中练习，如部分锁骨切除、肌皮瓣修复和颈动脉体瘤切除。值得注意的优点是，在手术前，特别是在放疗后的病例中，可视化的血管侵袭和管内尺寸可以帮助预测手术时间和血管外科手术会诊[20]。

3D 打印

用于手术方案的 3D 打印包括开发 CAD 模板，该模板是根据 MRI 或 CT 图像的 3D 重建生成的[21]。3D 打印具有患者特异度，并且能够创建一次性使用模型。

3D打印手术导引板已应用于颅面外科,用于确定内固定板和螺钉的最佳位置[20,22,23]。钻孔和截骨导引板可以预先设计和打印,以帮助外科医生确定手术最佳方向、位置和深度。随着3D打印在透明度和灵活性方面的创新,这些导引板变得越来越准确和有用[24]。

在头颈部重建手术中,使用下颌骨模型进行术前模拟也可以减少手术时间,因为这样可以练习腓骨塑形并将其安装在下颌骨重建板内[25]。此外,切割导引板是3D打印的,有助于切割和轮廓化腓骨使其精确地匹配下颌骨节段性切除的缺损[26]。导航技术也被证明有助于重建手术的规划设计[27]。

最近的一篇系统性综述研究了3D打印技术在儿童气道重建中为创建与患者匹配的手术导引板、模板和植入物所发挥的作用[28]。所有病例经术前3D打印模型评估后,手术方案均有明显改变,专家一致支持使用3D打印模型。在复杂气道干预中,建议使用3D打印气道模型来减少并发症,并与仅使用2D和3D成像的术前方案进行比较[28]。

机器人技术和高阶手术方案的新发展

1. 优化内镜治疗的多目标成本函数 最近,一项多目标成本函数被用于构建颅底手术的术前方案模型[29]。利用患者术前CT扫描图像对颅底关键结构进行分割。由外科医生将发病率成本分配给每个预定的结构,然后使用基于权重的成本函数来确定一个优化的手术方法。通过对颅底外科医师的回顾性调查发现,所建立的入路与在患者中实际实施的入路相似。该算法可以扩展到其他解剖区域,并有可能用于许多不同的头颈部手术的优化方法。该方法寻求最佳手术入路的主要优势是可以定义器械发挥功能的边界。随着新的机器人技术的出现,这些器械所需要的特定手术路径以及病变位置和个体患者解剖的功能可以输入函数以确定优化的手术路径。

该技术的简单版本可以在不进行多目标成本函数优化的情况下完成,并非常详细地定义了执行特定手术所需的手术路径的几何形状(图 7-3)[30]。这已被应用于颅底,包括海绵窦[30-32]。这需要精确了解手术路径的大小和形状,从而实现机器人一体化。它既可以评估当前机器人器械的可行性,也应该用于未来机器人系统的设计。

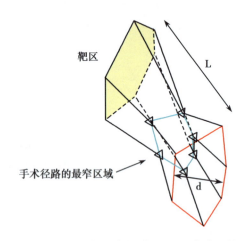

图 7-3　基于靶区、入口和最窄区域绘制机器人手术路径的最大路径边界
[摘自 Moe KS, Bly RA. Commentary: Comparative Analysis of the Exposure and Surgical Freedom of the Endoscopic Extended Minipterional Craniotomy and the Transorbital Endoscopic Approach to the Anterior and Middle Cranial Fossae. Oper Neurosurg(Hagerstown)2019;17(2):E47-E49 https://doi.org/ 10.1093/ons/opy371.]

2. **镜像叠加**　另一种结合手术方案精确指导外科医生的方法是镜像叠加(MIO)。这种技术可以应用于解剖对称的位置。眼眶重建术中,眶骨的正确解剖位置复位是减少术后并发症的关键。MIO 是一种优化眼眶骨植入位置的高阶手术方案。这包括复制对侧(非创伤)眶颧区,反转(边对边)该部分,并将其骨架叠加到骨折移位的眼眶上。当结合术中导航时,MIO 可用于引导外科植入物进入合适的解

剖位置，并已在多个队列中进行了研究[33-35]。

在另一项专注于治疗伴有严重眼球内陷的陈旧性眶颧骨折的研究中，除术中 MIO 外，还使用 3D 打印的 MIO 模型，以便钛网和钛板可以预先在模型上成形[36]。采用传统手术的患者中，74.3% 的患者达到充分复位，使用 3D 打印模型的患者中 85.7% 达到充分复位，导航引导的患者中 100% 达到充分复位[36]。在一项更大规模的研究中，MIO 显著降低了复杂骨折的术后复视，并在 113 例眼眶骨折修复中将补救手术率从 20% 降低到 4%[33]。

3. **柔性机器人技术**　用于内镜下鼻窦和颅底手术柔性机器人技术在过去十年中一直在发展，但尚未投入临床应用[37]。理想情况下，柔性机器人内镜将允许内镜围绕关键结构弯曲，从而根据患者的解剖结构达到手术目标。最近的一篇系统综述评估了 11 种用于扩大颅底手术的机器人原型，结论是尽管仍有技术限制，但临床可行性已经非常接近[38]。最近推出了一种用于前颅底手术的机器人内镜支架，并对 30 名颅底外科医生进行了使用和不使用内镜支架的测试[39]，在其中一项双臂操作任务有缩短完成时间和提高效率的趋势。

适用于颅底和头颈部的机器人开发正在手术机器人平台（如RAVEN Ⅱ）上进行，包括模拟半自主脑肿瘤消融研究[40]。这一研究平台机器人很重要，因为任何被美国食品药品监督管理局批准的机器人都有其使用限制，不能被修改[41]。在研究阶段，多项研究已经证明了方法的可行性，并报告了技术局限性。例如，多项研究在达芬奇机器人和 RA-VEN 机器人平台上评估了进入颅前窝的路径（图 7-4）[42-45]。结论是由于手术路径太近，狭窄的漏斗效应导致器械臂经常发生碰撞。扩大手术路径确实改善了这一点，但外科医生仍然受到器械在目标位置的能力的限制。

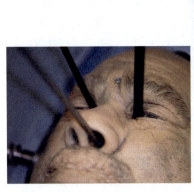
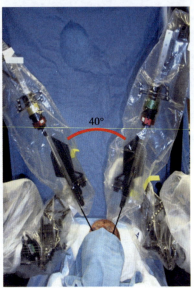

图 7-4　尸头研究中的多通道技术与 RA-VEN 机器人

[摘自 Bly RA, Su D, Lendvay TS, et al. Multiportal robotic access to the anterior cranial fossa: a surgical and engineering feasibility study. Otolaryngol Head Neck Surg 2013; 149(6): 940-6 https://doi.org/10.1177/0194599813509587.]

机器人技术应用的障碍和策略

1. 机器人技术在儿童耳鼻咽喉科的应用障碍　儿童机器人手术的障碍与成人 TORS 相似,但还有一些额外的局限性。与成人 TORS 相似,如果病例都集中在三级中心,那么成本就不那么高[3]。与内镜器械相比,烦琐的安装和减少的触觉反馈是应用的障碍[7]。因为在繁忙的儿科中心有大量的病例。随着机器人器械的不断改进,器械的尺寸已不再是限制因素,正如一项研究中报道 TORS 应用于 14 日龄婴儿[5]。然而,同一项研究指出了儿童气道器械的必要性,因为许多 TORS 器械是为咽部手术设计的。迄今,研究只能证明机器人儿童手术的非劣效性。改善上述的局限性可能会导致采用机器人手术而不是内镜工具。

2. 虚拟现实应用于术前方案的障碍 通过虚拟现实和其他可视化方法进行手术方案的制定可以改变手术方式并有可能改善患者的预后。然而,专家创建精准模型所需的时间仍然是广泛应用的障碍,因为高保真度模拟模型所需的图像渲染和手动分割要求耗费更多的时间[13]。低保真度模拟能够与尸体手术和培训进行比较,但并不总是能为专家提供规划手术所需的软组织规格[18]。使用虚拟现实规划睡眠外科手术还会增加扫描时间和辐射,而这些费用是患者在其他情况下可能不需要的[15]。

3. 3D 打印应用于术前方案的障碍 由于 3D 打印结合 3D 模型来规划和打印切割导引板和标记物而具有较高的临床实用性以及能够提高手术效率,因此被迅速采用[20,22,23,28]。由于 3D 打印技术的显著进步,打印模型的成本通常不昂贵。然而,打印带有切割导引板的 3D 模型需要商业程序和专业知识,这导致了额外的成本。此外,外科医生当前确定合适的切缘与术前影像学预测的切缘相比后可能会发生变化。如果没有更多研究表明患者的结局优于当前标准,则似乎没有必要增加额外的建模步骤。

总结

机器人手术已成功应用于儿童头颈部手术的许多不同领域,从睡眠外科手术到气道重建再到咽部肿块的切除。尽管有一些限制,包括烦琐的设置和为机器人手臂获得手术通道,但总体研究表明手术机器人在儿童耳鼻咽喉科的可行性和优势。然而,机器人手术的应用是有限的,如果能比较不同的手术入路,机器人手术将与高阶手术方案可以更好地结合到实践中。计算机辅助手术计划技术包括目前的 3D 打印和虚拟现实技术,以及用于优化方法的多目标成本函数、MIO 和灵活机器人的新发展。这些有前景的机器人和高阶手术方案技术与当前临床实践相比,未来的研究会注意到其优势并更有可能被采用。更多的研究需要以实际患者结果为基础,并对不同的方法进行比较。

致谢

Vanessa Masco 负责图片的准备和批判性论文。已故的 Eduardo Mendez 博士参与了图 7-1 中的儿科病例的研究。

R.A. Bly 得到西雅图儿童医院(Seattle Children's Hospital)临床学者研究项目的支持。N. Konuthula 得到美国国立卫生研究院(National Institutes of Health)T32 DC000018-33 的支持,该项目由美国国家聋哑和其他交流障碍研究所(National Institute on Deafness and Other Communication Disorders)授予美国华盛顿大学耳鼻咽喉科(P.I.,Edward Weaver)。

声明:N.Konuthula 博士无需要公开事宜。R.A. Bly 博士是 Edus Health,Inc 和 EigenHealth,Inc 的共同创始人,并持有股权的经济利益。他也是 Spiway,LLC 的顾问和股票持有人。

扫一扫二维码
查阅参考文献

上气道刺激法在阻塞性睡眠呼吸暂停经口机器人手术时代的兴起

Kevin J. Kovatch, MD, Syed Ahmed Ali, MD, Paul T. Hoff, MS, MD*

纪洋洋　徐成志　译

关键词

- 阻塞性睡眠呼吸暂停
- 舌下神经刺激
- 上气道刺激
- 吸气刺激
- 经口机器人手术

要点

- 上气道刺激（upper airway stimulation，UAS）治疗部分患者的中重度睡眠呼吸暂停具有较高的成功率。
- 与舌根部经口机器人手术（transoral robotic surgery，TORS）相比，UAS具有相同甚至更好的预后，且复发率更低。
- UAS和TORS的对比研究表明，同时符合两者适应证的患者，UAS明显优于TORS；然而根据目前的筛选标准，许多符合TORS适应证的患者并不适用UAS。
- 进一步的UAS研究将关注远期疗效、不良事件情况及对医疗结局的影响。

---

* 通信作者
电子邮件地址：phoff@med.umich.edu

背景

阻塞性睡眠呼吸暂停（obstructive sleep apnea，OSA）是一种慢性睡眠障碍，其特征是反复发作的上气道塌陷和相关的气流减少或停止并导致缺氧。OSA 对生活质量有广泛的不良影响，已有较多的文献报道了心律失常和卒中事件等相关并发症[1,2]。目前 OSA 的一线治疗主要是持续气道正压通气（continuous positive airway pressure，CPAP），这也是该疾病治疗的金标准[3]。也有很多患者因为不能耐受 CPAP 而寻求手术治疗[4]。

OSA 是由多个病理生理因素共同作用所致，核心机制为静态的机械性梗阻和动态的气道塌陷。前者是由呼吸道软组织肥厚或骨性框架狭窄导致；后者是由于肌肉张力降低及反射性气道扩张不足所致[5]。2009 年，TORS 首次被批准在达芬奇机器人操作平台上进行良性舌根组织的切除手术。在过去的十余年中，TORS 解除因舌扁桃体肥大而造成的梗阻被广泛应用于临床，这是传统手术方法无法轻松、安全地完成的[6]。随着对 OSA 病理生理学的研究不断深入，神经刺激（等同 UAS）手段逐渐兴起，动态地扩张气道策略成为利用手术解除软组织及骨性框架梗阻的一种替代方案。舌下神经刺激（hypoglossal nerve stimulation，HGNS）是目前唯一获得美国食品药品监督管理局（Food and Drug Administration，FDA）批准的用于治疗 OSA 的 UAS（Inspire，2014）[7,8]。

TORS 特别适用于因舌扁桃体肥大而导致舌根部呼吸道梗阻的患者，当呼吸道其他平面也存在机械性阻塞时，TORS 可以在多平面实施（图 8-1）[9]。TORS 的一个主要优势是改善了手术入路，允许更完整地切除舌根组织，这是传统手术方法无法媲美的。

UAS 可以高效地同时解决多平面气道梗阻问题，精准的神经靶向刺激可促使舌根前移打开舌后气道，同时通过腭舌联动打开腭后间隙（图 8-2）[10]。相对于淋巴组织增生所导致的舌根部梗阻，肌肉

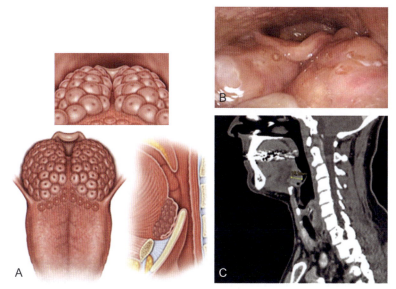

图 8-1 舌根 TORS 可以最好地解除由舌扁桃体肥大引起的静态阻塞

A. 示意图；B. 内镜图；C. 矢状位 CT 显示舌后间隙阻塞，舌扁桃体大小为 4 级。
[摘自 Friedman M, Yalamanchali S, Gorelick G, Joseph NJ, Hwang MS. A standardized lingual tonsil grading system: interexaminer agreement. Otolaryngology-head and neck surgery: official journal of American Academy of Otolaryngology-Head and Neck Surgery. 2015;152(4):667-672.]

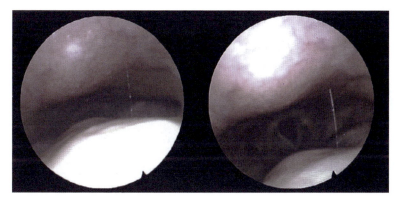

图 8-2 UAS 通过与呼吸相一致的动态扩张气道来解决气道塌陷问题

舌下神经刺激的内镜观察：由于腭舌耦合，舌根和上颚协调运动在一起。

肥厚型梗阻理论上更适用 UAS。与静态的软组织和骨性框架手术相比，UAS 在呼吸过程中动态扩张气道，从而独特地解决了神经肌肉低张力的问题。UAS 早期实施在经过严格筛选的患者群体中，已取得了良好的预后，这促成了 UAS 在当前睡眠医学时代中的兴起。

评估

1. 经口机器人手术　2014 年，TORS 被批准用于切除舌根良性增生组织，而非仅用于诊断 OSA[11]。手术适应证为：①具有明显的淋巴组织增生(舌扁桃体 Friedman 分级 3~4 级)；②呼吸暂停低通气指数(apnea hypopnea index，AHI)<60 次/h；③体重指数(body mass index，BMI)小于 30kg/m²；④药物诱导的睡眠内镜检查(drug-induced sleep endoscopy，DISE)没有发现侧腭咽塌陷的证据[9,11,12]；⑤需排除以舌体肌性肥大为主的患者，因为肌肉切除的预期获益低且并发症多。故术中应最大限度减少舌肌解剖以防止吞咽困难和异物感；⑥患者吞咽功能必须正常，应在术前使用经过验证的问卷[例如安德森吞咽困难量表(M.D. Anderson Dysphagia Inventory，MDADI)]或正式的吞咽评估(临床吞咽评估或正式的吞咽研究)进行常规评估[13]；⑦机械臂的通道及操作空间必须评估，须排除下颌后缩或张口度小于 2.5cm 的患者；⑧术前禁止抗凝治疗，同时麻醉评分(ASA)应小于 3。

术者必须确定舌扁桃体肥大是否为阻塞的全部原因，是否存在多平面气道塌陷。因此，考虑接受 TORS 的患者应在术前进行 DISE 检查。如确定存在多平面塌陷梗阻，术者可以按照腭部、腭扁桃体部和舌扁桃体部等分区实施择区性手术。依据间断性多导睡眠监测图进行分期手术也是合理的，但缺点是需延缓手术进程，同时也增加了相应的风险。

为了更好地评估 OSA 患者的手术适应证，Lin 等[12]开发了一个基于 BMI、AHI 和 DISE 检查的评分系统来预测手术反应(表 8-1)，已有数个成功预测案例见于报道。表中手术获益的定义是 AHI 下降50%以上,最终AHI<15次/h(轻度OSA),白天嗜睡消退(症状改善)[12,14]。

表8-1 Lin等经口机器人手术适应证评分

临床指标	等级	评分
体重指数 BMI(kg/m^2)	<30	0
	30~40	1
	>40	2
呼吸暂停低通气指数(AHI,次/h)	<60	0
	>60	1
腭咽侧向闭合塌陷 Lat. VP Collapse	无	0
	有	1
综合评分	手术获益比例	
0	86.7%(13/15)	
1	71.4%(5/7)	
2	25%(2/8)	
3	16.7%(1/6)	
4	0.0%(0/3)	

评分系统包括综合测量BMI、AHI和DISE气道塌陷模式,手术获益率与术前评分高度相关

[摘自Lin HS,Rowley JA,Folbe AJ,Yoo GH,Badr MS,Chen W. Transoral robotic surgery for treatment of obstructive sleep apnea:factors predicting surgical response. The Laryngoscope. 2015;125(4):1013-1020.]

2. **上气道刺激** Inspire系统于2014年获得FDA批准,是目前唯一获得FDA批准的可用于治疗OSA的UAS。舌下神经刺激目前被批准用于BMI<35kg/m^2的中度至重度OSA(AHI为15~65次/h,<25%中枢性/混合性呼吸暂停)的成年人(年龄>18岁)(表8-2)[8]。患者必须经过包括CPAP在内的治疗仍保守治疗失败。符合标准并准备接受UAS治疗的患者必须近期完成了多导睡眠图检查,并且必须接受DISE检查以确定气道塌陷的模式(前后、侧向、同心)、梗阻

表 8-2 上呼吸道刺激入组标准

年龄/岁	>18
体重指数（BMI）/（kg/m²）	≤35
多导睡眠监测（PSG）	AHI（15~65）次/h <25% 中枢性/混合性呼吸暂停
药物诱导睡眠内镜检查（DISE）	排除腭部环周型塌陷
禁忌证	预期未来需 MRI 检查[a] 部分神经/精神疾病 怀孕/妊娠

注：[a] 绝大部分情况下，呼吸刺激设备兼容头部及四肢的 MRI 检查。

平面（软腭、口咽、舌根、会厌）和严重程度[15]。UAS 将最大程度地解决舌根（舌后间隙）和软腭（腭后间隙）的前后塌陷。完全周向塌陷（complete circumferential collapse，CCC）是 UAS 治疗的禁忌证，因为在 DISE 上出现这种阻塞模式的患者被认为手术适应证较差（图 8-3）[16]。在进行舌下神经刺激器植入之前，外科医生和睡眠医学医师应评估适应证。虽然目前仅批准用于成人，但 UAS 对与 21 三体综合征相关的张力减退儿童进行临床试验，也取得了令人鼓舞的结果[17,18]。

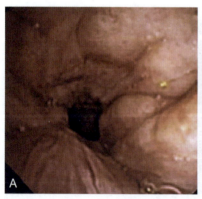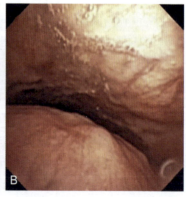

图 8-3 DISE 检查结果
A. 完全环周型塌陷；B. 软腭前后塌陷。

手术技术和术后护理

1. 经口机器人手术 达芬奇 Si 型机器人是该程序的标准平台（无需 Xi 和 SP 型号）。机器人手术前，患者需经鼻插管，床旋转 180°，佩戴塑料眼罩。舌体通过缝线牵拉以充分暴露舌扁桃体。使用带有短压舌板和多用途吸引器的扁桃体牵开器来暴露舌扁桃体。机械臂置入术腔并锚定。机械臂工具包括 30° 内镜、单极电铲和马里兰抓握器，通常以三脚架状布置（图 8-4）。床旁助手可协助吸引电凝、酌情置入止血夹以及牵拉暴露。

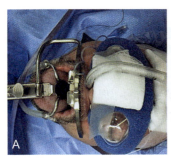 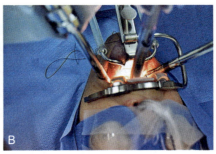

图 8-4　TORS 手术装置
A. 牵开器就位、鼻插管和眼罩；B. 三脚架状摆放的机械臂，包括马里兰抓握器和单极电铲（横向放置），中央为 30° 内镜。

舌扁桃体切除从右到左依次进行，左右扁桃体分别予以切除（图 8-5）。注意不要进入舌肌，避免术后疼痛、舌动脉背支损伤，以及持续的吞咽困难和癔球症。应注意不要使会厌的舌面黏膜完全撕脱，应避免切除会厌的上三分之一，除非有明显该平面塌陷的证据。如果进行同期手术，必须在舌扁桃体和腭扁桃体切除部位之间的舌扁桃体沟中留下黏膜桥，以防止环形瘢痕形成。切除的淋巴组织需测量体积，建议大于 7~10mL；统计表明，切除体积在 10~20mL 之间者有比较理想的 AHI 下降[19]。

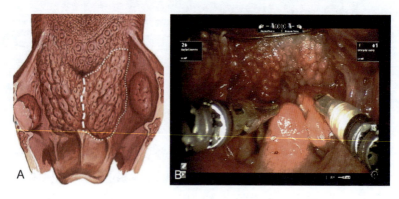

图 8-5

A. 理想的舌扁桃体切除(右侧舌扁桃体轮廓);B. 术中视图,分别切除左右舌扁桃体。

2. 舌下神经刺激器 舌下神经的解剖和生理特征决定了下颌下三角区的手术容易进入。作为 UAS 的组成部分,可以利用神经的远端分支来优先刺激那些突出的并使舌头变硬的肌肉。舌下神经的外侧分支支配茎突舌肌和舌骨肌,而更多的内侧分支支配颏舌肌、颏舌骨肌(C1)和舌肌(图 8-6)。

当前的 Inspire 系统有 3 个组件:刺激导线、植入式脉冲发生器(implantable pulse generator,IPG)和呼吸感应导线(图 8-7)。刺激电极位于舌下神经周围,与吸气相同步并提供温和的电刺激以保持多平面呼吸道通畅。IPG 位于覆盖在胸肌筋膜上的皮下囊袋中,并根据传感导线的输入产生脉冲。呼吸感应导线放置在第四至第六肋间隙的肋间内肌和肋间外肌之间,感应呼吸模式并将信号递给脉冲发生器。

手术体位摆放:将床水平面旋转 180°,在右胸下方放置垫枕,以便更好地打开胸壁以放置呼吸感应导线。放置咬合块或其他口腔撑开器以便于放置神经监测电极,在舌浅外侧放置一根排除导线,以监测舌骨舌肌和茎突舌肌的刺激,在系带外侧的口腔前底放置一根包含导线,以监控颏舌肌和颏舌骨肌的刺激。然后对术区消毒、铺巾,

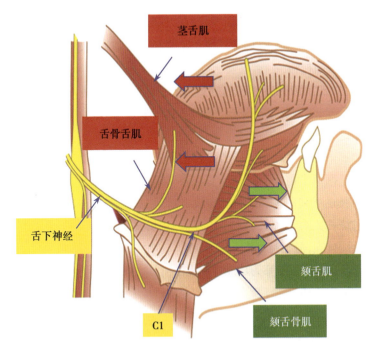

图 8-6　舌下神经的远端分支示意图

缩舌肌包括茎突舌肌和舌骨舌肌，舌头的前伸肌包括颏舌肌和颏舌骨肌（C1 支配），舌肌使舌变硬。

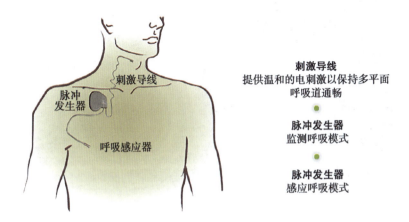

图 8-7　Inspire UAS 装置的三个组成部分

包括在脸上盖上一层透明的塑料布以制造无菌区域,同时舌体需可视化。由于在手术期间需要神经监测和神经刺激,故麻醉中应避免使用长效肌松药。

手术过程涉及 3 个区域。第一个切口位于下颌缘下 1~2cm 到中线右侧处:颈阔肌下翻皮瓣,解剖暴露舌下神经远端,向上牵拉下颌下腺,向下牵拉二腹肌腱和牵拉下颌舌骨前部。舌下静脉常位于舌下神经附近,可以结扎,或者先行使用钝性器械进行解剖分离,以避免手术区域出血。舌下神经需在放大镜或显微镜下进行精确解剖,沿神经走行刺探以确认包含分支和排除分支(图 8-8)。刺激电极袖带包绕住大约 1cm 长的舌下神经,理想情况下应避开支配舌肌收缩的近端分支,但包括支配伸舌和绷紧肌肉的 C1 分支和远端舌下神经分支。这个位置被称为功能性断点。

第二个切口位于锁骨中线上锁骨下方几厘米处。直接切开胸大肌筋膜表面的皮下组织,为脉冲发生器创建一个植入袋。

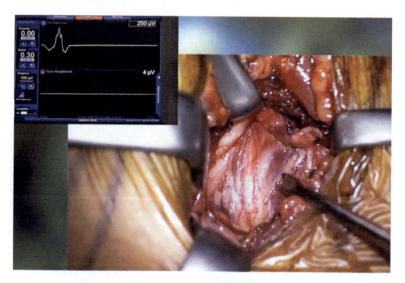

图 8-8　术中刺激舌下神经以确定功能断点的位置。
插图为 NIMS 监视器输出显示包含分支与排除分支。

最后一个切口在第四至第六肋间隙,乳头线外侧 5cm 处。前锯肌收缩以暴露肋间外肌,在肋间外肌上开一个窗口,使肋间内肌和肋间外肌之间形成一个口袋,用于沿着可延展的撑开器放置呼吸感应导线。至关重要的是,呼吸传感导线需以正确的方向放置在合适的层间,传感面朝向胸膜。然后将呼吸感应导线和刺激导线在皮下穿到胸部口袋并连接到 IPG,并用缝合线将 IPG 固定到胸大肌筋膜。最后在关闭切口之前测试呼吸感应和舌刺激,舌体突出向外的明显移位提示测试成功。

讨论

临床结果

在分别与传统手术[例如悬雍垂腭咽成形术(UPPP)]的比较中,TORS 和 UAS 均显示出明显优势[11,20]。使用 TORS 治疗 OSA 始于 Vicini 等开展的一项用于评估机器人手术治疗舌根肥大的实用性及可行性的研究[21]。在这项创新研究之后,多项试验评估并肯定了 TORS 切除舌根组织的功效,荟萃分析显示了显著的成功率(68%)和治愈率(24%)[22]。与传统技术(如射频缩小舌根和/或腭成形术)的前瞻性比较,接受 TORS 治疗的患者的临床预后显示出潜在的进步[23]。就技术层面而言,舌扁桃体的 TORS 最适合与消融术相比较,两者的结果大致相同,与消融术相比,TORS 的预期益处包括舌扁桃体切除更彻底、更容易;但同时成本更高、住院时间更长、并发症更多[24]。

UAS 具有很大的临床应用前景。2014 年,呼吸暂停刺激治疗(stimulation therapy for apnea reduction,STAR)试验组发表了一项具有里程碑意义的研究,评估了 UAS 在 12 个月时的安全性和有效性。在对 126 名符合入选标准[AHI(15~65 次/h、BMI<32kg/m^2、CPAP 失败、无 CCC 的 DISE 患者)]的原始研究中,所有原发性[AHI 和氧饱和度指数(oxygen desaturation index,ODI)]和继发性[Epworth 嗜睡量

表（Epworth sleepiness scale，ESS)，睡眠及生活质量调查表（Functional Outcomes of Sleep Questionnaire，FOSQ），以及睡眠中氧饱和度 <90%] 的睡眠呼吸暂停患者均有显著改善[8]。三分之二的患者显示有效，而有效的定义为 AHI 降低 50% 和 AHI 评分低于 20 次/h。此外，本研究的有效者随机分为继续治疗组和停止治疗组，结果显示，停止治疗 12 个月时 AHI 和 ODI 显著恶化。最近发表的一项为期 5 年的随访研究表明，包括 AHI、ODI、ESS、FOSQ 和患者主诉打鼾在内的结果，在植入后 60 个月内都有持续改善[25]。

来自 UAS 治疗 OSA 的依从性和结局（ADHERE）的国际注册研究（International Registry）的前期报告也证明了类似的疗效，该研究旨在探索 UAS 从临床试验过渡到临床实践的过程[26]。ADHERE 收集的数据包括人口统计，在美国和欧洲接受治疗的患者的手术结果、并发症、生活质量和其他相关报告，将为 UAS 的疗效提供有力证据。该研究的最新结果显示，508 名患者植入 UAS 后 AHI（基线 36.3 次/h 至压力滴定后 10.2 次/h）和 Epworth 嗜睡量表（ESS）（基线 11.8 至压力滴定后 7.7）均显著下降，并且患者满意度较高（94%~96%）。Steffen[27] 等人在上市后研究中发现了类似结果，60 名 BMI 小于 35kg/m^2 的患者 AHI、ESS 和嗜睡及生活质量问卷（FOSQ）均得到改善[28]。Hofsauer 等人的一项研究还发现，除了改善了前面讨论的指标，UAS 对睡眠结构有显著影响，PSG 中快速眼动睡眠（REM）时间从治疗前的 9.5% 上升到治疗后的 15.7%。

基于 ADHERE 数据，有效的预测因素包括年龄增加（每增加 1 年，OR 为 1.04）和 BMI 降低（BMI 每增加 1kg/m^2，OR 为 0.91）[26]。在 STAR 试验人群中，UAS 有效者在 DISE 上的腭咽、口咽、舌根和会厌评分（VOTE 评分）低于 UAS 无效者[29]。既往研究表明，软腭部的完全性环周塌陷可以预测患者对 UAS 治疗效果差，因此将其定为手术的禁忌证[16]。相对于其他 OSA 多平面手术而言，与传统 UPPP 相比，UAS 在不能耐受 CPAP 的中重度患者中显示出更高的治愈率（AHI<5 次/h）[20]。此外，既往进行过上气道软组织或硬性骨框架手

术并不会影响 UAS 的治疗效果[26]。

这些肯定性结果促使人们考虑将 UAS 作为 TORS 舌根缩小术的替代方案[23,30]。TORS 自 2009 年开始用于治疗 OSA，UAS 在 2014 年被批准用于治疗 OSA，这两种治疗方法既独立又相互重叠地构建了 OSA 的治疗时代。一项比较 TORS 与 UAS 的回顾性研究显示，当两组患者同时符合两种手术适应证时，UAS 组更显著降低 AHI 并提高治愈率[30]。目前已迈向精准医学和手术时代，手术适应证的筛选标准变得愈发重要；当根据当前标准对 TORS 队列的 UAS 候选资格进行回顾性评估时，仅在 20% 的患者中观察到符合双重手术适应证[30]。因此，在大部分不符合 UAS 适应证的舌根肥大患者中，TORS 治疗仍有一席之地。在考虑包含 DISE 导向治疗的治疗选择时，直接比较 TORS 与 UAS 是未来研究的潜在领域，特别是在扩大 UAS 纳入标准时。

UAS 报道的严重不良事件率约为 2%，大多为设备不适应而需要手术修正[8,26]。更为常见的是一过性舌部感觉变化、暂时性虚弱、与植入设备相关的轻微不适，以及初始滴定期间的不适（高达 40% 的患者）[7,8]。这些不良事件特征不同于 TORS，TORS 住院时间更长、再入院率更高和出血率更高[11,23]。

展望

自 FDA 批准以来，UAS 的各项研究显示其治疗成功率高达 80%。在当前形势下，入选标准仍具有高度选择性。即便如此，尚不清楚一些患者治疗失败的原因，仍需要进一步研究治疗成败的预测因素。随着手术量的增加和长期随访数据的出现，UAS 的兴起将优化患者的治疗效果。包括心血管事件、死亡率等在内的 UAS 治疗的并发症将是未来研究的额外的关键领域。

随着现有 UAS 设备的不断发展以及新设备进入市场，该领域可能会受益于病例数增多、成本降低和适应证的放宽。未来将有机会进一步改善和优化多学科护理、住院期间和住院后的培训，以及在各种实践环境中的人文关怀。

总结

OSA 的治疗依然具有挑战。鉴于每个患者的复杂性和独一无二的解剖特点,将舌下神经刺激(HGNS)添加到睡眠外科的设备中已经取得了可喜的早期结果。这是睡眠外科发展的黄金时代,CPAP 的医疗管理与包括 UAS 和 TORS 在内的尖端手术技术相辅相成,为睡眠医生提供这一复杂患者群体所需的个性化需求。

临床要点

1. TORS 多节段手术的适应证包括:AHI<60 次/h,BMI<30kg/m^2,DISE 无侧腭咽闭合塌陷。

2. UAS 的适应证是选择性的,包括 BMI 低于 35kg/m^2 的成年人(年龄 >18 岁)、中重度 OSA(AHI 为 15~65 次/h),以及 DISE 检查无完全的环周塌陷。

3. 对于同时符合 UAS 和 TORS 适应证的患者,研究表明接受 UAS 的患者具有更好的疗效和更低的复发率。

4. 建议使用 HGNS 的 UAS 在大容量医疗中心开展,设备技术人员需要同睡眠医生协作以实现植入后的最佳滴定和校准。

声明:作者没有其他需公开的信息。

扫一扫二维码
查阅参考文献

机器人甲状腺切除术:过去、未来与现在的展望

Emad Kandil, MD, MBA*, Abdallah S. Attia, MD, Deena Hadedeya, MD, MHS, Areej Shihabi, MD, Ahmad Elnahla, MD

何长顶　徐成志　陶磊　译

关键词

- 机器人甲状腺切除术
- 经腋窝入路
- 经口入路
- 经耳后入路
- 除皱切口

要点

- 远端入路(remote access approaches,RAA)采用经腋入路、经腋-双乳入路、经双腋-乳入路、经耳后入路和经口入路。
- 机器人系统在手术中的使用克服了RAA的许多局限性。
- 远端入路术式的优点和限制。

引言

在过去的几十年里,甲状腺切除术的手术方式发生了巨大的革命。1997年,自从Huscher[1]做了第一例微创甲状腺切除术,这项技术和远端入路(remote access approaches,RAA)术式就获得了广泛关注。1年后,Paolo Miccoli和其同事[2]于1998年开始了微创视频辅助

---

* 通信作者
电子邮件地址:ekandil@tulane.edu

甲状腺切除术。虽然,后续的许多研究证明了其可行性和安全性,但它是否能取代传统的开放术式仍值得商榷。

远端入路(RAA)包括经腋入路、经前胸/乳房入路、经腋-双乳入路、经双腋-乳入路、经耳后入路和经口入路[3]。机器人手术系统的引入克服了 RAA 入路的多项局限性。Lobe 和其同事[4]在 2005 年通过经腋入路进行了第一例机器人甲状腺切除术。之后许多外科医生报告了他们使用 RAA 进行甲状腺手术的经验。Chung 和其同事[5]发表了超过 5 000 个手术病例的经验,其并发症发生率与开放的传统方法相当。美国一些研究团队也发表了使用经腋入路的经验[6]。Duke 和其同事[7]在 5 个北美内分泌外科手术实践汇编中,首次对接受机器人美容甲状腺切除术(robotic facelift thyroidectomy,RFT)的患者进行了详细的数据整理分析。该研究表明,RFT 手术的患者,可以避免颈部切口。这篇综述详细介绍了机器人甲状腺切除术的方法:经腋窝、耳后和经口。在这篇文章中,阐述了每种方法的优点和局限性,以及机器人甲状腺切除术的未来及方向。

患者筛选

到目前为止,虽然有很多种的机器人甲状腺切除术式,但经腋入路是最常用的方法。此外,经口入路是最新颖的术式。外科医生必须充分了解自身的技能水平,在决定使用哪种方法之前,应该进行大量的手术训练,并考虑患者的需求和决定。美国甲状腺协会(American Thyroid Association)报告称,远端入路甲状腺切除术可能只有在大量经验的临床中心进行更加安全。他们还要求为患者术式选择制定了严格的指南方案[8]。远端入路的甲状腺切除术的适应证应与传统手术相同。外科医生应评估下列情况,以便选择合适的患者。与患者有关的因素,最好在早期进行考虑,包括消瘦体型(除皱切口入路除外)和沿皮瓣没有过多的脂肪(除皱切口入路除外)。与甲状腺病理有关的因素包括:①边界清晰的结节,小于或等于 3cm;②甲状腺叶最大直径小于 7cm；③基础甲状腺病变，超声检查无甲状腺炎。与具体入路有关的因素，如经腋入路要求腋窝与胸骨切迹之间理想情况下距离应小于 15~17cm。绝对禁忌证包括：①甲状腺癌伴甲状腺外转移或淋巴结受累的证据；② Graves 病；③胸骨后转移；④既往颈部手术史；⑤术前已经有喉返神经麻痹症状[8,9]。

外科手术技术

经腋入路和经耳后入路均可以无充气方式进行，而经口入路则需要 CO_2 气体充气。然而，Young Min 等[10]报道了成功的无充气经口入路术式，并证明了其安全性和可行性。许多人建议在机器人甲状腺切除术中使用术中神经监测（intraoperative nerve monitoring，IONM）[11]。尽管选择的入路不同，但机器人甲状腺切除术有 3 个一致的步骤：①创造操作空间；②对接；③控制阶段。

经腋入路

1. **建腔** 全麻后，患者处于仰卧位，颈部轻微伸展[12-14]。伸展颈部可以通过使用一个大的肩垫从而提供较大的视野暴露[13]。然后伸展开同侧手臂并转动头部，充分暴露腋窝。不对其施加额外的力量来判断患者手臂伸展/内收的程度是非常重要的，可防止手臂因过度伸展导致意外的臂丛神经损伤。体感诱发电位（somatosensory evoked potential，SSEP）的术中神经监测已被使用来避免神经损伤。刺激手术入路同侧手臂的尺神经、正中神经和桡神经，刺激对侧手臂正中神经作为阳性对照。SSEP 的监测应在术前开始，在患者摆放体位时开始记录，并在术中持续监测。如果术中神经监护检测到信号下降幅度大于或等于 50% 和/或信号延迟增加大于或等于 10%，就会向外科医生发出警报[15]。在前腋窝褶皱后方形成一条 5~6cm 的弯曲垂直线，将患者手臂垫好并用胶带固定。达到理想位置后，铺设无菌巾，暴露腋窝、颈部和上胸部。使用 15 号刀片做切口，并使用电刀翻起皮瓣。必须保护好胸大肌上的筋膜，以防止术后粘连，否则可能引起胸部区域的不适和疼痛。暴露胸大肌后，仔细解剖锁骨直到暴露胸锁乳突肌（sternocleidomastoid, SCM），保留后三角软组织结构对避免颈外静脉损伤和减少术后血肿发生至关重要。一旦暴露了 SCM，手术和操作须在 SCM 的锁骨头和胸骨头之间的无血管平面进行。外科医生必须准确地进入这个无血管的操作空间，避免损伤位于此位置正下方的重要血管，然后找到带状肌，接下来小心地在带状肌下方进行解剖，暴露甲状腺。如果暴露出甲状腺的上极和颈中部，则认为创造的操作空间足够安全和充分。一旦解剖分离完成，置入 Chung 牵开器或同等的牵开器将皮下皮瓣、前 SCM 和带状肌固定牵引，保证操作区域充分暴露。如果是全甲状腺切除术，对侧叶也应完全暴露，可适当调整牵开器的位置，以便安全切除对侧叶。

2. 对接阶段 只要外科医生暴露足够的操作空间，机器人就可以从对面靠近患者，为手臂对接做好准备。对于经腋入路手术，4 个机械臂均需使用。对于右侧入路，最靠近患者头部的手臂安装 Maryland 剥离器，第二个手臂安装携带 30° 内镜。内镜相邻的臂上，带有 ProGrasp 钳。最靠近患者脚的手臂携带 Harmonic 超声刀。若手术从左侧进行时，顺序会有所改变。这种对接方法保证外科医生与开放手术一样用右手操作 Harmonic 手术刀。Maryland 和 ProGrasp 钳为安全和精确的解剖提供持续的反牵引力，遵循与传统开放手术中相同的手术理念。在每个机器人手臂之间保持足够的距离是至关重要的，以避免器械之间发生冲突碰撞。对接阶段在很大程度上取决于外科医生及其手术团队的技能和专业知识。无论是哪种机器人甲状腺切除术式，即使对接位置的微小差错也会影响到操控阶段的功能。

3. 操控阶段 在机器人手臂完成完美对接后，外科医生可以进入到手术的控制阶段。首先通过确定甲状腺上动脉来分离甲状腺上极。这一步对于识别并安全保留上甲状旁腺至关重要。一旦上极被分离出来后，那么就可以将注意力转移至下极。如果需要进行中央区颈部淋巴结清扫(central neck dissection, CND),则在甲状腺下极解剖之前进行颈部淋巴结清扫。应在下极寻找喉返神经(recurrent laryngeal nerve, RLN),向 Berry 韧带进行解剖,同时将甲状腺从邻近的组织结构上分离。然后分割峡部,这样就完成了甲状腺腺叶切除术。将整个 CND 组织和甲状腺整块取出。标本分离后,要对手术区域进行仔细探查,防止术后出血的发生。

经耳后入路

1. **建腔** 全麻插管后患者仰卧位,头慢慢转向入路对侧,暴露出耳郭后沟并且颈后区面向手术医生。切口应沿着耳郭后沟延伸至乳突,切口下缘与枕骨发际线平行。对患者进行消毒铺巾,暴露切口线、颈部和同侧半边脸。切开皮肤后,皮下的耳后皮瓣就会向前方掀起,暴露出腮腺根部和 SCM。我们的经验是在颈阔肌的表面翻起皮瓣[6],而其他人一般在颈阔肌下方翻皮瓣[15]。然后在带状肌下进行解剖,探查甲状腺位置,然后在带状肌下置入一个改良的 Chung 牵开器。

2. **对接阶段** 一旦有足够的工作空间,机器人系统就可以开始对接。如果操作区域允许,最好使用所有 3 个机器人手臂(30°内镜和 3 个器械臂)进行手术。在操作空间不足的情况下,外科医生可以使用两个器械臂进行手术,而无需 ProGrasp 钳。使用 2 个器械臂比 3 个在手术技术上更具挑战性。对接方法类似于经腋入路,外科医生左手控制 Maryland 剥离器,右手控制 Harmonic 超声刀。

3. **操控阶段** 经耳后入路进行的单侧甲状腺切除术的步骤是从识别和解剖甲状腺上极开始。将上极平滑地向上方牵拉,并小心地逐一结扎上极的血管。在这些步骤中,外科医生必须分辨出并保护甲状旁腺上端。注意准确、轻柔剥离,并减少对甲状旁腺的热损伤可能。一旦分离出上极,并且识别出了环甲肌,就可以进行峡部切除术,这将对识别和解剖喉返神经(RLN)非常有帮助。在环甲肌关节附近的气管食管沟内识别出该神经,该神经经此位置入喉。术中神经监测（IONM）探头可用于确认 RLN。一旦通过 IONM 正确识别并确定了神经，就将甲状腺的其余部分从其邻近的软组织上分离，同时保证 RLN 不受损伤。然后对下极进行解剖后，手术就完成了。

经口入路术式

1. **建腔**　患者全身麻醉后，应将患者的颈部置于轻微的伸展状态。在龈颊沟做出三个切口：一个在下唇系带上约 2cm 中线处，两个在靠近口角的侧面。中线切口先做标记。创造一个下颌下的开口，一个朝向下颌骨边缘的通道。进行钝性分离以将颈阔肌从带状肌表面一直向下分离到胸骨上切迹。这种钝性剥离前需向颈阔肌深面注射混有肾上腺素的生理盐水，减少术中出血。当皮瓣做好之后，就可以置入内镜（30°，朝下）套管，启动 CO_2 充气（8~10L/min），并通过中央端口维持，同样从 2 个侧面的切口处进行类似的钝性分离，将器械套管置入工作区。然后用 Vicryl 缝线辅助牵拉皮瓣，扩大操作区域。

2. **对接阶段**　当操作空间创造完成后，机器人系统就会跟进。从中央套管开始将套管置入机器人手臂，从而确保内镜的位置。Harmonic 超声刀和 Maryland 分离器分别嵌入左右两个手臂。

3. **操控阶段**　在颈白线处进行解剖，然后分离带状肌。将带状肌切开，暴露甲状腺腺叶。将锥状叶从甲状软骨上切开，随后进行峡部的切除。当甲状腺叶从气管内侧分离后，随后将甲状腺上叶进行仔细分离，每次结扎一条血管。同时对甲状旁腺的上端进行区分和保护。将甲状腺叶向下分离，探查出入喉部的 RLN。识别出 RLN 后并加以仔细保护，这时 Berry 韧带也会显现出。然后继续分离下极，注意保护下位甲状旁腺。当下叶从其周围的软组织中分离出来后，甲状腺腺叶切除术就完成了。

优劣比较

在这篇综述中,作者讨论了不同类型远程入路的甲状腺切除术;并阐述这些甲状腺切除术式的所有方法和步骤,每一种都有其优势和劣势。了解每种方法的优点和局限性将有助于外科医生为每个患者做出最好的选择。

经腋入路的方法主要是通过做 2 个分开的切口,一个在腋窝皱褶处,另一个在前胸。最近,只需使用一个穿过腋窝皱褶的切口,外科医生就可以安全地进行甲状腺切除术。经腋入路的主要优点是手术时便于检查喉返神经,更加安全地进行中央和侧面的颈部解剖,已有许多文献证明其安全性和可行性。不仅如此,它也是唯一不破坏颈部浅层肌肉群的术式,与其他术式相比,它可以获得更好的吞咽功能[12,16-18]。经腋入路的主要缺点之一是有臂丛神经损伤的风险[19-22],这可以通过合理的手臂体位和外界支撑来避免。在我们的早期手术经验中,我们对 123 名患者进行了 137 次使用 SSEP 监测的机器人经腋窝手术。7 名患者(5.1%)出现了明显的变化,在信号的最低点,SSEP 的平均振幅减少了(73%±12%)。立即重新调整手臂位置,使信号恢复,并在(14.3±9.2)min 内完全恢复到基线参数[23]。另外,其他人研究称,有经验的外科医生不会发生臂丛神经损伤[1],其他研究也曾报道大出血和食管损伤的并发症,然而当外科医生习惯于侧向入路时,这些并发症就已经不会发生。我们使用体感诱发电位(somatosensory evoked potentials,SSEP)对正中神经和尺骨神经进行常规监测,从而避免神经损伤。而许多其他机器人外科医生没有使用 SSEP,也能够通过仔细准确摆放手臂来防止这种严重的并发症。有些患者术后在锁骨区域出现前胸感觉异常,可能是颈丛神经受到损伤引起的。这些神经是在从锁骨向 SCM 分离颈阔肌下皮瓣遇到的,但是需要牺牲这些神经来创造一个安全的操作空间。在大多数情况下,这种感觉异常是暂时的,但在极少数的病例中,它被报告为永久性的。因此，在签署知情同意书时，应向患者说明这一并发症的发生可能[26]。

Terris 首先描述了经耳后入路相对经腋入路的优势[19,27]，其认为与经耳后入路相比，经腋入路的掀瓣面积明显减少，这与更快地恢复和减少术后并发症密切相关。他还描述了在肥胖患者中，经耳后入路比经腋入路更合适[27]。这个观点得到了美国甲状腺协会（American Thyroid Association）的验证，正如其关于机器人手术的最近的一份声明所述，除经耳后入路外，远端入路手术应在体重正常、无多余体脂的患者中进行[8]。经耳后入路还降低了损伤血管、食管或前胸神经的风险，但这种入路固有一些缺点：可能会损伤大耳神经和下颌缘神经，因为在建腔时这些结构很难被避开[24,25,27]。这些不良事件通常是暂时性的，在手术后几个月内会完全消失。但这些可能发生的不良事件以及并发症，术前应详细向患者说明，并且签署知情同意书。

Kim 和他的同事描述的经口方法会导致颏神经损伤，因为颏神经从颏孔出来，其分支延伸到嘴唇。通过调整切口位置可以避免这种并发症，从而防止颏神经的嘴唇分支受到损伤[28]。这种方法的主要优点是口内入路完全隐秘、手术通路良好、在甲状腺全切除术中可以暴露双侧甲状腺叶，以及与其他远端手术入路相比，报道的不良事件发生率更低。经口入路实现了从自然腔隙到达甲状腺的独特优势，其颈中线入路极好地暴露了整个甲状腺，与其他方法相比，这是甲状腺全切除术损伤最小的方式。

该技术的主要局限性是术后需要使用抗生素和不能进行侧颈部淋巴结清扫。经口机器人甲状腺切除虽然还没有术后感染的报告；然而，由于可能发生的感染风险，所有患者术后均应使用抗生素。经口甲状腺切除术被认为和传统的开放手术不同，并不是 I 类切口。最近研究报道称经口入路比经双侧腋-乳入路机器人甲状腺切除术住院时间更短[29]。该入路的另一个缺点是，在意外发生血管破裂大出血时，无法通过口内切口处理出血。万一发生了这种并发症，那么将进行颈部前切口来探查出血。经口入路最显著的缺点是不能进行侧颈部淋巴结清扫。这是解剖学上的限制，这一困难可能永远无法克服，也说明在对颈侧有病变的患者进行颈部清扫时需使用两种入路手术。除美国外，世界各地都经常通过远端入路（RAA）进行颈侧清扫。Adam 等的研究显示[30]，即使患者接受了颈部清扫术，机器人组和常规甲状腺切除术组之间的住院时间也没有明显差异。此外，机器人甲状腺切除术后手术切缘阳性率也不显著。然而，根据美国甲状腺协会的声明，颈侧疾病的存在目前是远端入路切除甲状腺的禁忌证[10]，而经口入路对外科医生治疗肥胖患者十分重要，特别是在北美人中[31]。

所有的 RAA 都有一个缺点，那就是比传统的颈部开放入路成本高。Cabot 和其同事[29]根据美国的医疗费用比较了经腋窝机器人甲状腺切除术的方法。据报道，与传统术式相比，经腋窝方法的总成本较高（13 087 美元 vs. 9 028 美元）[32]。Broome 等[33]称相比传统方法，RAA 成本增加了 3 127 美元。一旦机器人入路的总手术时间减少到 111min，两种手术的成本就相当了。尽管 RAA 的成本较高，但对于那些希望避免颈部明显瘢痕的患者来说，它仍具有很大的价值。多项研究表明，外观是首要考虑的问题，尤其是对女性而言；颈部瘢痕会造成毁容的巨大压力，这将影响患者的心理，并影响到他们的生活质量。

总结

RAA 对特定类型的患者是安全的，应该在患者量大的医疗中心由有丰富经验的专业外科医生进行手术。然而，它并没有完全取代传统的手术方法，因为其在开展前需要进行很多的培训学习，这需要付出高昂的费用，以及需要综合的团队合作。此外，应该不断对 RAA 进行调查研究并且改进，特别是在专业外科医生证明其在降低并发症风险方面的有效性之后。

诊疗要点

- 只为有适应证的患者提供远端入路术式。
- 远端入路术式只能由有丰富手术经验的、训练有素的外科医生进行。
- 在正式手术之前,应进行充分的培训。

声明:作者没有其他需公开的信息。

扫一扫二维码
查阅参考文献

机器人颈淋巴结清扫术

**Neal Rajan Godse, MD, Toby Shen Zhu, BS,
Umamaheswar Duvvuri, MD, PhD***

汤迪　吴春萍　陶磊　译

关键词

- 颈部淋巴结清扫术
- 头颈部肿瘤
- 机器人辅助手术
- 机器人

要点

- 颈部淋巴结清扫术是处理头颈部鳞状细胞癌淋巴结疾病的重要外科手段。
- 机器人辅助颈部淋巴结清扫术已被证实肿瘤学和围手术期结局方面与开放式颈部淋巴结清扫术相似。
- 与开放式颈部淋巴结清扫术相比,机器人辅助颈部淋巴结清扫术具有明显的颈部美容效果,这在人乳头状瘤病毒相关疾病年轻患者中越来越重要。
- 手术时间和成本的增加是目前限制机器人辅助颈部淋巴结清扫术普及的重要因素。
- 需要进一步的工作和研究来确定机器人辅助颈部淋巴结清扫术的长期预后,并增加这种新兴手术方法的经验。

---

* 通信作者
电子邮件地址:duvvuriu@upmc.edu

引言

头颈部鳞状细胞癌（head and neck squamous cell carcinoma, HNSCC）是一类起源于头颈部上皮组织的恶性肿瘤。肿瘤原发灶发生于上呼吸道、上消化道，最常见的病因是致癌物接触（如吸烟、饮酒），或致癌性人乳头状瘤病毒感染。局部转移起始于颈部淋巴结受累，随后可能发展为远处转移。头颈部鳞状细胞癌的治疗包括手术、化疗、放疗，治疗方法的选择取决于患者和肿瘤的特征。颈部淋巴结清扫术是头颈部鳞癌手术治疗的重要组成部分，涉及系统地清除颈部淋巴结，从而达到诊断和治疗的目的。通常情况下，颈部淋巴结清扫术在开放条件下进行，可直接观察颈部关键神经、血管结构。然而最近，一些外科医生开始探索使用手术机器人平台来实施微创颈部淋巴结清扫术，这种手术方式不会遗留明显的颈前部切口。因此，本篇重点在于探究这种新兴手术方法的优点与缺点。

历史

颈部淋巴结清扫术起始于19世纪初，具有悠久的历史。早期的外科医生，包括Warren和Chelius，都认识到肿瘤可能会扩散到局部颈部淋巴结，这预示着患者预后不佳，外科医生试图通过手术切除受累淋巴结[1]。在缺乏麻醉、无菌技术和对疾病生物学认识的情况下，这些手术往往会带来严重的并发症，造成死亡率增加，这对患者的生存获益没有任何帮助。

在19世纪中后期，Billroth、Von Langenbeck、Volkmann与Kocher描述了各种与颈部淋巴结清扫术相关的根治性切除手术[2]。这些颈部淋巴结清扫术涉及对周围正常结构的切除，而不仅仅是单个淋巴结切除。Henry Butlin在这些手术技术基础上与Halstedian肿瘤外科原则结合，最终发表了一系列关于舌癌患者接受颈部淋巴结清扫术的研究。他采用经典 Y 型 Kocher 切口，切除颈部淋巴结以及颈内静脉、胸锁乳突肌和下颌下腺。Butlin 认为舌癌患者常有颈部淋巴结受累，而且在临床，颈部淋巴结受累前就可将其清除，由此创造了择区性颈部淋巴结清扫术的概念。通过采用这种手术策略，Butlin 将舌癌患者的 3 年生存率从 29%（无择区性颈部淋巴结清扫术患者 44 例）提高到了 42%（择区性颈部淋巴结清扫术患者 70 例）[2,3]。

1905 年，Crile[4] 发表了一篇关于 105 名患者接受 121 例根治性颈部淋巴结清扫术的研究。Crile[5] 又对在 1906 年接受手术的 132 例患者进行了 3 年的随访并发表了一系列研究。这些研究包含了 12 幅精心绘制的图片，展示了关键解剖结构。在 Crile 的根治性颈部淋巴结清扫术中，颈内静脉、胸锁乳突肌、下颌下腺、腮腺尾部和副神经常规都被切除。在这些具有里程碑意义的研究中，Crile 讨论了根治性颈部淋巴结清扫术的缺点，并主张对临床 N_0 的头颈部肿瘤患者进行择区性颈部淋巴结清扫术。Crile 的研究中提出的结论和技术被广泛采用，因此被誉为"颈部淋巴结清扫术之父"。

颈部淋巴结清扫术在 20 世纪继续发展。Osvaldo Suarez 基于对解剖学的认识，认为颈部淋巴位于颈部筋膜鞘内，可使颈部的其他关键结构得以保留，从而提出了功能性颈部淋巴结清扫术的概念[6,7]。基于对 Suarez 颈部淋巴结清扫术的研究，Bocca 与 Pignataro 对 843 名接受功能性颈部淋巴结清扫术的患者进行长期随访并发表了一系列研究成果[8]。在 20 世纪末，颈部淋巴结转移的模式被确定，这使得外科医生可根据原发肿瘤的位置选择最合适的颈部淋巴结清扫术式[9]。由此，现代颈部淋巴结清扫术应运而生，可根据临床情况选择特定的颈部淋巴结清扫术（例如不同风险分层的原发部位采用特定的颈部淋巴结清扫术，临床上 N_0 期患者采用择区性颈部淋巴结清扫术，可保留胸锁乳突肌、颈内静脉、副神经等结构），从而最大限度地控制肿瘤、降低手术并发症和死亡率。正是在这种历史悠久、充满创新与发现的环境中，机器人辅助颈部淋巴结清扫术的概念应运而生。

讨论

机器人辅助手术具有微创性，能辅助外科医生在狭小的解剖空间操作，为精细结构提供清晰的视野，并减少生理性震颤，已经在各个外科领域得到了广泛应用。由于传统手术入路和视野差的问题，经口机器人手术常用于治疗耳鼻咽喉科的口咽癌和声门上型喉癌。随着机器人平台在耳鼻咽喉科的使用越来越广泛，其在头颈部手术的其他应用潜力逐渐被发掘。早期研究着重在机器人辅助经腋入路甲状腺切除术，其优势在于没有明显的颈部切口[10]。随着这些手术的可行性逐渐被推广，尤其是在亚洲，研究者开始探索对头颈部鳞癌患者实行机器人辅助颈部淋巴结清扫术的可能性[11]。机器人辅助颈部淋巴结清扫术潜在的优势包括改善外观和减轻术后淋巴水肿。目前，机器人辅助颈部淋巴结清扫术通常使用达芬奇手术系统，采用改良式面部除皱切口或耳后切口，这两类手术切口易于直达颈部淋巴结，同时将中心位置的手术切口最小化。

在手术过程中，首先作切口设计，切口位于耳后，从耳垂下缘沿耳郭后沟向上至大约中点位置，再向后转折到发际线内向下延伸。在胸锁乳突肌表面掀起颈阔肌皮瓣，耳大神经可用于判定颈部颈阔肌皮瓣的深度（图10-1）。初步分离后，使用Chung牵开器牵起颈阔肌皮瓣，然后将达芬奇手术机器人置入手术区域（图10-2）。进一步采用5mm的Maryland钳和5mm的Harmonic超声刀进行颈部淋巴结清扫术，识别并保留副神经、颈内静脉和舌下神经（图10-3），清扫颈深筋膜结构，同时清除淋巴结（图10-4）。标本取出后，检查术腔并进行止血，移出机器人，术腔置入负压吸引管（图10-5）。

肿瘤学控制对任何头颈部鳞癌手术都是最重要的，因此，评估机器人颈部淋巴结清扫术与开放性颈部淋巴结清扫术的肿瘤学预后差异至关重要。Sukato[12]通过11项已发表研究发现，机器人颈部淋巴结清扫术与开放性颈部淋巴结清扫术在总淋巴结个数、病理阳性淋

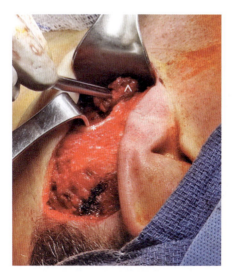

图10-1 开始步骤
采用改良式面部除皱切口,采用开放式技术掀起颈阔肌皮瓣。耳大神经(*)用于判定颈阔肌皮瓣的深度。转移淋巴结位于Ⅱ区(∧)。

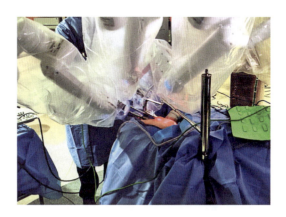

图10-2 置入机器人操作臂
头部转向右侧,机器人手臂(Maryland钳与Harmonic超声刀)直接置入左侧颈部。Chung牵开器用于牵起颈阔肌皮瓣(*)。

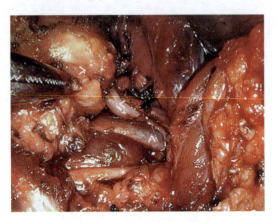

图 10-3 使用机器人系统从上位视角拍摄的左颈部术中图像

提起颈部淋巴结包块(>),可见副神经(*)、颈内静脉(∧)和舌下神经(<)被解剖并保留下来。

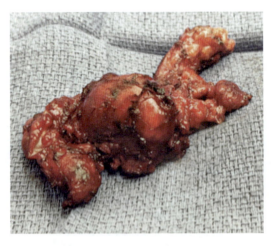

图 10-4 切除的颈部淋巴结标本

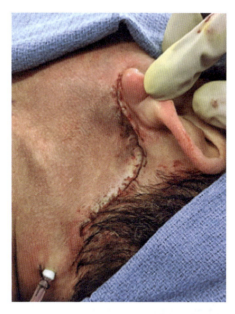

图 10-5　术腔置入负压吸引管并关闭术腔
置入负压吸引管,切口隐藏在耳后组织和发际线中。

巴结个数和 6 个月局部复发率方面无统计学差异。由于机器人颈部淋巴结清扫术是一种相对较新的手术,长期肿瘤控制率和生存率尚不明确。此外,他们还发现,这两种术式的常见围手术期并发症发生率(如血肿、乳糜漏、Horner 综合征、下颌缘支神经损伤、皮下积液及伤口感染)和住院时间相似。尽管还需要更多的研究工作来确定机器人颈部淋巴结清扫术的长期预后,但其肿瘤学和围手术期结果与开放性颈部淋巴结清扫术是相似的。

机器人手术的主要优点是微创,在传统开放性手术中,为了充分暴露整个淋巴结清扫范围,需要在颈前部做一个切口从而留下明显的瘢痕。相比之下,机器人颈部淋巴结清扫术的改良式面部除皱切口很好地被掩盖在耳后组织和发际线中。随着人乳头状瘤病毒相关疾病在年轻群体中发病率增加,美容问题逐渐成为主要的关注点。尽管美的标准是主观的,Sukato[12]与 Albergotti[13]研究都发现,接受机器人手术的外观效果(由外科医生确定)和患者满意度都有所提高。

另一个机器人手术的优点是增加切口和术腔之间的距离,这与辅助放疗密切相关。对于局部复发高风险患者(例如局部晚期 T_3/T_4、切缘阳性、淋巴结外侵犯、两个或两个以上病理阳性淋巴结、神经周围侵犯和脉管浸润),常用辅助化疗和放疗来改善肿瘤控制。对一个相对较新鲜的手术部位进行放疗可能会出现许多并发症,包括伤口感染、切口裂开和破裂[14]、咽瘘和颈动脉破裂。由于这些并发症风险的存在,往往需要患者在手术结束和放疗开始之间休息一段时间,以便术后伤口愈合。如果切口的位置远离术腔且不在放疗照射范围内,就有可能降低这些伤口愈合并发症的风险。

尽管机器人辅助颈部淋巴结清扫术具有很多优点,但也存在一些缺陷限制其推广。一个关键的问题是机器人手术所需操作时间延长。尽管每个手术的操作时间因疾病严重程度和外科医生经验水平有很大差异,但平均每例机器人颈部淋巴结清扫术可能需要多花一个小时(189min vs. 254min)[12],甚至是传统开放颈部淋巴结清扫术的两倍时间(110min vs. 234min)[13,15],这归因于机器人手术的准备工作以及使用新技术相关的学习曲线。手术和麻醉时间的延长也可能增加围手术期并发症的发生。随着经验的积累,机器人颈部淋巴结清扫术的操作时间有望逐渐缩短,但由于使用新技术本身所带来的延迟,机器人颈部淋巴结清扫术可能永远不会达到或快于开放性颈部淋巴结清扫术的速度。

另一个重要因素是成本问题,目前的机器人系统先进、昂贵,因此,机器人手术相比传统手术方法成本高很多,包括设备的直接成本、维护成本以及与手术时间延长的相关成本。虽然关于成本的细节分析,包括医院成本、保险费用和向患者收取的费用,已超出了本文的范围,但在探究常规实行机器人手术的可行性时,机构和系统层面必须将这些考虑在内。

在头颈部鳞癌治疗中,开放性颈部淋巴结清扫术和机器人颈部淋巴结清扫术各有其优缺点,而且这两种术式都有不同的适应证,图10-6展示了如何在这两种术式中进行选择。研究者认为,机器人颈部淋巴结清扫术最重要的适应证是患者对术后外观要求高,例如年轻患者或者存在大面积伤口愈合问题且需要辅助放疗的患者。开放性手术被认为是金标准手术,尤其是当成本高昂或医生经验不足排除了机器人手术的可能性时,开放性手术是唯一选择。我们必须与每位患者进行仔细地讨论,从而评估机器人颈部淋巴结清扫术是否为适当的手术方法。

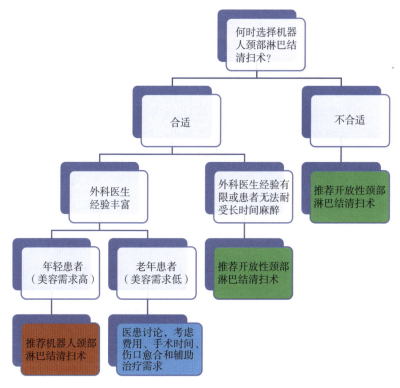

图10-6　机器人颈部淋巴结清扫术的手术策略选择

关键需要考虑外科医生经验、设备可用性、美容需求、伤口愈合问题、医疗并发症和患者喜好。

总结

从 Crile 提出根治性清扫术到现代的微创机器人手术，头颈部鳞癌治疗取得了巨大进展。早期根治性颈部淋巴结清扫术切除了患者颈部的许多重要结构；择区性颈部淋巴结清扫术和功能性颈部淋巴结清扫术改善了手术过程，并使患者免于严重的术后并发症；最后，特定部位风险分层的择区性颈部淋巴结清扫术进一步完善了手术过程，同时保证肿瘤学预后。每一项新发现都一定程度地改善了患者预后，但需要时间才能被头颈外科医生传播和采纳。在现代，机器人微创手术已经在临床中得到普及，患者对改善术后外观的需求也在增加。然而，为了向患者提供基于证据的建议，我们仍有必要系统地探究机器人微创技术处理颈部淋巴结的优缺点。

目前文献表明，尽管长期生存预后仍需进一步研究，机器人颈部淋巴结清扫术的围手术期并发症和肿瘤控制情况与金标准开放性颈部淋巴结清扫术是相似的。机器人手术的主要优势在于微创，避免颈前部瘢痕从而达到美容的效果。此外，手术切口远离术腔也具有重要意义，有助于伤口愈合和术后进行辅助放疗。然而，由于机器人手术的准备工作以及使用新技术相关的学习曲线，机器人颈部淋巴结清扫术手术时间延长，此外成本也相应增加。随着经验的积累和技术的进步，手术时间和成本有望逐渐减少。当我们决定采用机器人颈部淋巴结清扫术而不是传统的开放性手术时，必须仔细考虑手术经验、成本、患者疾病情况和患者的主观意愿。

临床要点

- 机器人辅助颈部淋巴结清扫术为颈部淋巴结提供了微创手术的可能性，并有更好的颈部美容效果。
- 在设备和经验允许的情况下，机器人辅助颈部淋巴结清扫术适用于有美容需求的年轻患者和有潜在伤口愈合问题的患者。
- 在设备缺乏、技术人员或外科医生经验不足的情况下,不应使用机器人辅助颈部淋巴结清扫术,而应采用开放式颈部淋巴结清扫术。
- 需要更多的研究和经验来评估机器人辅助颈部淋巴结清扫术的长期肿瘤学效果,并评估成本和手术时间是否减少。

声明:作者没有其他需公开的信息。

扫一扫二维码
查阅参考文献

唾液腺的机器人手术

Jennifer E. Douglas, MD, Christopher Z. Wen, BA,
Christopher H. Rassekh, MD *

周健　吴春萍　译

关键词

- 经口机器人手术
- 机器人手术
- 唾液腺疾病
- 唾液腺炎
- 唾液腺肿瘤
- 咽旁间隙
- 小唾液腺
- 唾液腺结石

要点

- 唾液腺疾病的机器人手术可以经口或经颈部进行。
- 经口机器人手术主要用于口咽肿瘤,包括咽、舌根和上腭的小唾液腺肿瘤。
- 经口机器人手术可与其他方法相结合切除鼻咽唾液腺恶性肿瘤。
- 经口机器人手术有助于治疗下颌下腺和舌下腺的炎症性疾病,如唾液腺结石和舌下囊肿。
- 经口机器人手术和耳后机器人手术是传统经颈部手术切除下颌下腺的替代方法。

---

* 通信作者
电子邮件地址:Christopher.Rassekh@pennmedicine.upenn.edu

引言

在唾液腺疾病的治疗中,有几种使用机器人的方法,其中包括经口机器人手术切除口咽部的良性和恶性小唾液腺肿瘤,这些手术都是与经典手术如根治性扁桃体切除术和舌根切除术一起进行。经口切除咽旁间隙小唾液腺肿瘤的方法也被成功实施。本节介绍了经口机器人手术(transoral robotic surgery,TORS)辅助下颌下腺切除术和TORS辅助下颌下腺结石的联合方法。最后,介绍机器人手术一些少见的临床应用,如鼻咽切除术、软腭切除和重建、舌下腺切除术和先天性畸形(如口咽部的唾液腺导管残余物)的切除(表11-1)。机器人在这些问题上的应用属于超适应证的情况,需要向同意使用的患者解释。

表 11-1 机器人唾液腺手术概述

笔者机构使用频率	适应证				经耳后入路机器人手术
	咽部小唾液腺肿瘤	咽旁间隙肿瘤	下颌下腺病变	其他	
最常见的	TORS后半舌切除术	TORS咽旁间隙肿瘤切除术	下颌下腺结石		
比较常见	TORS根治性扁桃体切除术		TORS下颌下腺切除术		
不太常见	TORS腭切除术联合局部皮瓣重建术			舌下腺切除术	
罕见	TORS辅助鼻咽切除术	TORS咽旁间隙肿瘤切除术与开放式方法相结合		先天性唾液腺瘘	
没有应用					下颌下腺切除术

讨论

经口机器人手术切除舌根（后半部切除术）

【背景】

经口机器人手术最初是为舌根（the base of tongue，BOT）和扁桃体的鳞状细胞癌（squamous cell carcinoma，SCC）的手术治疗而开发的[1,2]。基于其在口咽部鳞癌手术的成功应用,该技术迅速扩展到其他解剖部位和病理类型。起初最容易应用在舌根其他病理类型的肿瘤（图11-1）。为了研究TORS对舌根非鳞癌的病理学疗效,Schoppy等

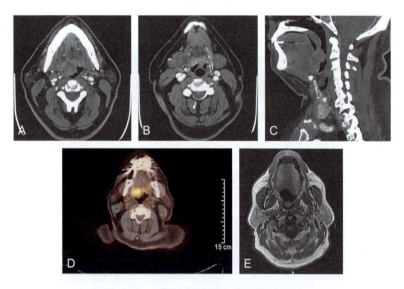

图 11-1　舌根小唾液腺癌的影像学表现

A. 轴向CT,对比显示右侧舌根肿块;B. 轴位CT扫描还显示同侧多个病理性淋巴结;C. 矢状CT显示肿瘤同时具有外生和黏膜下成分;D. 正电子发射断层扫描（PET）扫描显示高摄取率（活检显示高级别黏液表皮样癌）,患者接受了TORS、颈部解剖和术后放疗;E.TORS后8年的MRI显示原发部位没有复发,但新发对侧深叶腮腺肿瘤不适合TORS。行腮腺切除术切除后发现是一种低级别的透明细胞癌。

回顾了 20 名使用内镜、TORS 或经口激光显微手术（TLM）进行治疗的患者。80% 的病例是小唾液腺肿瘤，其中最常见的是腺样囊性癌[3]。值得注意的是，75% 的病例是舌根肿瘤，其中 10 例接受了 TORS 和辅助放射治疗。20 例患者中只有 1 例复发并接受了挽救性 TORS，结果良好。一名患者因病理结果显示肌上皮癌而接受了双侧择区性颈部淋巴结清扫术。

【手术过程】

使用 Feyh-Kastenbauer 牵开器暴露舌根。使用 5mm 的电铲，目标是实现阴性切缘。术中进行冰冻切片以确认阴性切缘[3]。根据患者因素[例如，体重指数（BMI）和内科合并症]和手术切除范围判断术中是否需要气管切开术和放置鼻饲管。与 TORS 后半舌切除术的主要适应证相比，放化疗的效果要差得多，因此唾液腺病变几乎总是首选手术。

【优势】

TORS 切除舌根小唾液腺肿瘤的优势和文献所报道的机器人手术的优势相同，包括视野高清放大、三维光学立体视觉效果、手的灵活性增加以及主刀医生能够与床边助手配合实现四手手术。助手向控制台的外科医生提供反馈，并帮助进行牵引、吸引和剪断血管。这些都提高了切除的充分性，减少了出血的风险。通过避免大面积的开放性入路，如下颌骨切开术、舌-下颌骨切开术和舌骨上咽喉切开术。通常可以避免气管切开。此外，需要长期肠内营养的比率也会降低，而且可以取得更好的短期和长期吞咽效果。

【缺点】

与 TORS 的鳞癌手术一样，在舌根小型唾液腺肿瘤的 TORS 手术中，术后出血仍然是最重要的风险，发生率约为 10%[4]。这种风险可以通过在肿瘤切除前进行颈部淋巴结清扫结扎面部、舌和喉上动脉来主动预防[5]。在某些情况下，需要对舌根进行大面积切除，这就需要进行游离皮瓣重建。

经口机器人手术治疗其他口咽部肿瘤、腭部肿瘤和重建

【背景】

尽管舌根是小唾液腺恶性肿瘤在口咽部的好发部位,但也会发生在扁桃体和舌扁桃沟。这些肿瘤除了需要 TORS 切除舌根以外,还需要进行根治性扁桃体切除。小唾液腺肿瘤最常见的发生部位是硬腭,但肿瘤也可能累及软腭和其他口咽和鼻咽部位。软腭属于解剖位置较难暴露的区域,因此非常适合应用 TORS 进行直视下操作。

【操作步骤】

患者基本的手术体位如前所述,用改良的 Crow Davis 开口器暴露术腔。采用 70°手术内镜和 45°的单极电铲。必要时可使用双极电凝实现最佳止血效果。

【优点】

TORS 切除舌根的优点也适用于根治性扁桃体切除和软腭切除术。此外,机器人手术可应用于颊肌黏膜瓣和颊脂垫瓣抬高,具有重建的可视化和 4 手手术的优势,这些操作本质上可以是混合的(部分非机器人)。

【缺点】

虽然软腭切除术理论上存在软腭关闭不全的风险,但没有明确的证据表明 TORS 切除软腭会增加这类风险。有人可能会说,这种手术不需要机器人也能完成;然而,这在许多适应证中都有争辩,作者认为就像对舌根肿瘤一样,TORS 对所有这些切除术都是有价值的。

经口机器人手术切除咽旁间隙唾液腺肿瘤

【背景】

根据与茎突的相对位置,咽旁间隙在解剖学上分为茎突前和茎突后咽旁间隙(parapharyngeal space,PPS)。唾液腺肿瘤出现在茎突前咽旁间隙,该间隙包含腮腺深叶和小唾液腺。大多数(70%~80%)咽旁间隙肿块是良性的,最常见的是多形性腺瘤(图 11-2、图 11-3)[6,7]。

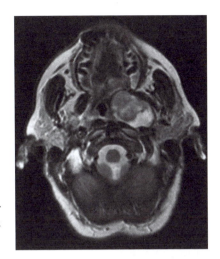

图 11-2 T_2 加权轴位 MRI 对一个接受 TORS 的茎突咽旁间隙多形性腺瘤的图像结果良好。

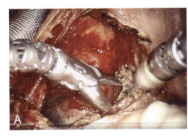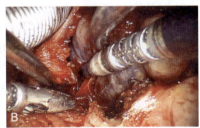

图 11-3 咽旁间隙良性肿瘤的 TORS 入路
A. 分开翼内肌用来接近和暴露茎突前的咽旁间隙肿瘤；B. 茎突前的咽旁间隙肿瘤的 4 手操作。

因此，使用细针穿刺进行术前检查非常重要，因为经口切除术在恶性肿瘤中是相对禁忌的。此外，轻微累及腮腺深叶的肿瘤可以经口切除，但接近或穿过茎突下颌管的肿瘤需要另一种外部入路。

此前，一项回顾性研究和系统性研究都证实了 TORS 治疗 PPS 肿瘤的安全性和可行性。如前所述，TORS 主要适用于 PPS 的良性肿瘤，但如果在最终病理检查时发现有恶性病变，也可辅助放疗或额外手术[8,9]。针对边界清楚的 PPS 肿瘤，O'Malley 等设计了一项前瞻性研究，招募了 10 名患者，其中有 9 名完成了 TORS 手术[10]，没有明显的并发症。在多形性腺瘤患者中,局部控制率为100%。

【手术过程】

技术细节与其他文献报道类似,方法类似于根治性扁桃体切除术,翼内侧分离和钝性剥离。

【优点】

PPS肿瘤的TORS手术优点包括可视化好、避免颈部瘢痕、减少手术时间和四手手术的可能性,经口进食时间与传统手术类似[10,12]。这种方法的主要优点是避免面颈部切口,例如口咽癌和腮腺切除术中需要解剖面神经的操作。此外,已发现初次咀嚼综合征的风险几乎不存在,而在颈部开放手术中却经常发生[13]。

【缺点】

机器人的使用增加了手术的成本和技术要求。还有肿瘤溢出的风险,特别是病理是多形性腺瘤时。然而文献表明,即使采用开放手术,也可能发生肿瘤包膜破裂,即使肿瘤包膜破裂,复发的风险也很低[11]。经口入路的咽部黏膜切口即便是水平褥式小心缝合,仍存在切口裂开的风险。

经口机器人手术辅助下的鼻咽唾液腺肿瘤切除术

鼻咽和颞下窝的传统方法与用于咽旁间隙的方法类似[14,15]。TORS已被用于治疗鼻咽恶性肿瘤,并与内镜鼻内或经口方法相结合[14,16]。机器人为许多TORS应用提供了额外的可视化和灵巧性[16,17]。

经口机器人手术经咽旁间隙下颌下腺切除术

【背景介绍】

2005年,Terris等[18]首次展示了经口切除下颌下腺的方法,并在此后的各种出版物中进行了评述,但由于经口腔前庭的技术困难,从未被广泛采用[19]。Kauffman等[20]对10年来的9名患者进行了回顾,显示其适用于慢性唾液腺炎($n=6$)和良性囊性病变($n=3$)的治疗。有关TORS下颌下腺切除术的个别案例报道[19,21,22],而且在他们的机构中,作者一直在努力完善 TORS 咽旁间隙方法的技术细节,以使经口下颌下腺切除术更安全。

【手术过程】

根据作者的经验,该手术是所有 TORS 手术中最具挑战性的。然而,他们在技术上的改进已经成功地切除了良性肿瘤和经挑选的患慢性涎腺炎的腺体。该技术涉及 Crow Davis 开口器、Jennings 开口器和使用双侧臂的舌牵开器、颊部牵开器的组合(图 11-4)。解剖是由内向外进行的,所以一般在经颈部下颌下腺切除术中较晚进行的步骤在较早的时候进行。例如,在做了一个与用于咽旁间隙肿瘤相似,但要进一步延伸到口底的切口后,立即对舌神经进行识别和分离。鉴别下颌舌骨肌和二腹肌,结扎面部血管是关键,导管可用作手柄。该手术通常是一种混合手术,部分解剖是在放大镜的直视下完成的。

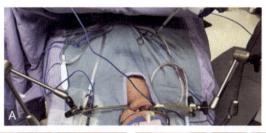

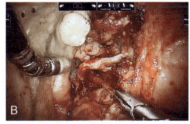
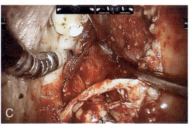

图 11-4　TORS 下颌下腺切除术

A. 用 Jennings 开口器和双侧臂的 TORS 下颌下腺切除装置,腺体切除通常从 Crow Davis 开口器开始,以首先暴露咽旁空间,设置与用于 TORS 唾液内镜检查的设置相同;B. TORS 下颌下腺切除,使用导管作为手柄并显示舌神经;C. 从肌层进行钝性剥离,在 SMG 神经节分离后显露超大 SMG 多形性腺瘤。

第三个助手可以对腺体提供向上的压力,将其送入口腔。要注意避免损伤肿瘤包膜,因为该手术最常见于多形性腺瘤。

【优点】

经口切除下颌下腺避免了经颈入路固有的可见瘢痕,也将面神经下颌缘支损伤的风险降至最低。如果需要,在经口切除失败时仍旧可以采用经颈入路。

【缺点】

TORS 经口入路需要更具挑战性和复杂性的解剖,这会导致更长的手术时间并增加肿瘤破裂、严重出血等血管并发症和舌神经损伤的风险。它还要求患者在饮食上作出调整。由于这些明显的缺点,它通常更适用于有瘢痕体质倾向的患者,或那些希望避免明显外形瘢痕的患者。此外,因手术难度较大,此类手术最好由那些已经成功将 TORS 应用于咽旁间隙肿瘤切除,拥有丰富 TORS 经验的中心来完成。如果腺体切除是由于唾液腺结石引起,也应避免采用此手术,因为这类病例常伴有严重慢性炎症,将增加手术风险。

经口机器人手术切除舌下腺治疗舌下腺囊肿

【背景】

舌下腺囊肿是与唾液腺相关的假性囊肿,通常来自舌下腺(sublingual gland,SLG),它们是先天性的或在口腔内创伤的情况下形成的[23]。简单的舌下腺囊肿可能很少需要干预,而突入的舌下腺囊肿则累及口腔底部的肌肉组织。至少要切除相关的唾液腺才能进行充分的切除。对于与 SLG 相关的舌下腺囊肿,通常采用标准的经口切除术。然而,作者采用了 TORS 与涎腺内镜相结合,可以改善舌神经的可视化,并可用于下颌下腺导管也异常的情况[24]。这最大限度地减少了对周围神经血管系统的损伤风险,并最大限度地切除以降低复发风险[19,24,25]。文献中的 2 例报告详细说明了该方法[24,25]。

【手术过程】

手术的切口与不使用机器人时相同,但放大后可以提高舌神经和舌下腺范围的可视化。作者使用 Jennings 开口器进行这项手术。下颌下腺管的涎腺镜可用于观察舌下腺和下颌下腺管,便于留下支架,以帮助定位和降低腺管损伤的风险。0°机器人内镜、单极电铲和马里兰剥离器被用来进行剥离。在肿块上做一个切口,通过口底进行钝性剥离,确保舌神经的安全剥离。在确定舌下腺、舌下腺囊肿和舌下腺囊肿延伸到舌下空间之外的部分后,切除舌下腺囊肿和相关的舌下腺。切除后可进行涎腺镜检查,以确保下颌下腺导管完好无损,舌下腺导管的入口被充分结扎。用简单的 3-0 可吸收性外科缝线缝合伤口。

【优点】

在舌下腺囊肿病例中,舌下腺切除技术的优点与之前讨论过的用于口咽部的 TORS 相似。

【缺点】

主要的缺点是设置的复杂性和成本。因此,这种技术应在非常有选择的情况下使用。

经口机器人手术联合涎腺内镜治疗下颌下腺结石

【背景】

将唾液腺内镜入路与开放入路相结合,在无须切除腺体的情况下,在去除唾液腺结石方面取得了巨大成功[26]。下颌下腺结石的联合经口入路避免了传统唾液腺切除术的外部瘢痕,但仍有 2% 的病例术后存在舌神经损伤[27]。这种风险在较大的结石中较高,这些结石主要发生在腺门,Wharto 管与舌神经很接近[28]。据报道,使用 TORS 联合涎腺内镜方法来更好地保护舌神经,可以减少永久性舌神经损伤的风险,并有很高的腺体保存率[29,30]。

【手术方法】

患者被麻醉并用鼻气管插管,唾液腺结石通过触诊(大结石)或唾液内镜和透照(不可触及或多发结石)定位。使用 Jennings 开口器,并使用舌牵开器/脸颊牵开器组合将舌头从手术区域移除并稳定头部。机器人对接,使用低位单极电铲在结石上做一个黏膜切口,进行钝性解剖,直到舌神经被识别和保护。然后可以在舌神经、下颌舌骨肌和舌下腺之间的三角形中找到沃顿管。根据唾液腺结石的位置,可能需要切除部分或全部舌下腺,以观察导管和神经之间的关系。确定唾液腺结石的位置后,在导管上做一个切口,可以到达唾液腺结石(图 11-5)[23]。在 TORS 后进行唾液镜冲洗通畅导管,并确保没有残留的唾液石。然后用 3-0 或 4-0 缝合线封闭口底。

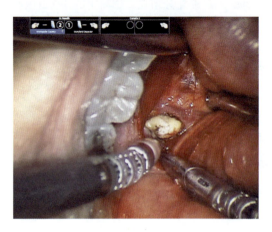

图 11-5　TORS 用于左侧下颌下腺结石
结石在三角形开口导管中显示,舌下腺在前面,下颌舌骨肌在外侧,舌神经在内侧。

【优势】

TORS 涎腺内镜联合手术方法可以在许多方面对舌神经进行更安全的解剖。立体三维放大视图和 6 手手术方法允许更精细的动作、更小的切口和减少组织损伤[29,30]。减少口底后方已经很小的工作空间周围的拥挤,提高了外科医生和助手的便利性[29]。最后,这种方法提供的灵活性允许外科医生利用直接方法、内镜方法和机器人方法的组合进行复杂的涎石切除术。这样一来,TORS 辅助的好处是可以更快速地完成容易的病例,更安全地完成困难的病例。

【缺点】

与其他机器人手术类似,TORS 辅助的涎腺镜方法增加了成本,但可能没有增加手术时间[31]。Razavi 等[30]报道,与非机器人联合方法相比,手术时间减少(67min vs. 90min),而且手术时间随着病例经验的增加而减少。此外,无论是否使用机器人,困难的病例手术时间都会更长。

经口机器人手术切除先天性唾液腺瘘

先天性颈部唾液管瘘(congenital cervical salivary duct fistulas,CCSDF)是一种罕见的颈部前外侧引流的原因[32],主要是由于异位唾液腺组织造成的[33]。由于恶变的风险,常规的治疗是完整切除瘘管及周围唾液腺组织。虽然不复杂的病例不太可能从机器人协助手术中受益,但出现扁桃体或口咽后部受累的病例可能会受益[32,34]。作者以前曾发表过一个患者的报告,该患者出现了无症状的双侧 CCSDF,其病变延伸至口咽后部。TORS 直接唾液腺镜检查能够看到该瘘管,证明内部开口与外部开口不相通。外部入路无法进入整个瘘管,因为它在消化道肌肉的水平上明显变窄。用 TORS 完成最后几厘米的剥离,并经口送出整个瘘管。鉴于咽旁空间狭窄,如果不使用 TORS,就需要进行扁桃体切除术[34]。那些下颌下腺是 CCSDF 引流来源的罕见病例也可以从 TORS 的帮助中受益[30,31,35]。

经耳后入路机器人 SMG 切除术

1. 经耳后入路

【背景】

经耳后入路 SMG 切除术的开发是为了避免经颈入路的内镜辅助耳后入路导致的颈部瘢痕[36]。虽然这种方法最初是在韩国开发的[37,38],在印度也有报道[39]。在小型机器人前瞻性研究中,辅助入路与内镜和经颈入路具有相似的安全性和有效性[40]。

【手术过程】

手术从改良的整容切口或沿发际线向后延伸的耳后切口开始[41]。颈阔肌下皮瓣向中线向前抬高约 10cm,小心识别和保护耳大神经和颈外静脉[31,41]。拉钩拉起皮瓣建腔[41]。牵开胸锁乳突肌以显露下颌下腺,并从靠近二腹肌后腹的下缘开始解剖[31,39,41]。采用超声刀或单极电铲沿被膜下分离[41]。识别面动脉后并用夹子或超声刀结扎[41]。牵开肌舌骨并牵拉下颌下腺后,可将舌下神经与下颌下腺节分离,切断腺导管[31,40,41]。确保舌下神经完整后,可切断下颌下腺与肌舌骨和二腹肌的连接,完成切除[39,41]。

【优点】

这种方法的主要优点是改善外观[37-40,42,43]。此外,更宽的三维手术视野和改进的器械衔接,使手术控制更精细,更容易进入下颌骨正下方的下颌下腺上侧和内侧,否则直式内镜很难进入[37,42,43]。

【缺点】

如前所述,人们对成本和手术时间的增加存在类似的担忧,尽管这种担忧随着外科医生经验的增加而减少[40,44]。一项研究确实注意到,在机器人辅助方法中,一过性下颌缘神经瘫痪的发生率更高,这可能部分是由于耳后方法的大皮瓣造成的[40]。

2. **经发际线方法** 一个单独的韩国团体主张采用经发际入路作为经耳后入路的替代方法[45]。程序步骤相似,除了较小(小于 5cm)的切口和可以隐藏在发际线处的经发际切口[45,46]。这最大限度地提高了术后美容效果,并为一些患者提供了有利的选择。没有耳后支,产生的皮瓣要小得多,虽然限制了工作空间,但降低了皮瓣坏死或感觉神经耳支损伤的风险[46]。在确认舌下神经完整性后,可以切断下颌下腺与肌舌骨和二腹肌的连接,完成下颌下腺的切除[46]。

总结

TORS 辅助的联合方法允许对头颈部多个部位采用先进的方法

来治疗炎症性和肿瘤性唾液腺疾病。除了增强可视化和易于解剖之外,机器人方法还可以改善外科医生的姿势,这可能会降低与工作相关的肌肉骨骼疾病的可能性,并可能有助于延长手术生涯[31]。作者提出,在患者手术量很大的中心,机器人可作为经验丰富的头颈外科医生处理唾液腺疾病的辅助手段。

临床要点

事实证明,TORS 对口咽癌有好处。从口咽癌的管理中获得的经验可以应用于鼻咽部、咽旁间隙和口底的唾液腺疾病。

TORS 允许安全地进行微创手术。其他方法,如下颌下腺切除术的耳后法,也可以用机器人完成。虽然有些人可能会说不需要机器人手术,但对于唾液腺的适应证,他们选择成为创新者和早期采用者,类似于应用 TORS 治疗口咽癌后的方式的转变[1,47]。

致谢

作者要感谢 Gregory S. Weinstein 博士和 BertW. O'Malley, Jr. 的远见和领导,他们是 TORS 的发明者,并支持作者所在部门在唾液腺疾病治疗应用中的发展。

声明:C.H. Rassekh 博士与库克医疗公司签有合同,库克医疗公司为第五届国际唾液腺大会提供支持,包括为教员的晚餐活动提供资金。

扫一扫二维码
查阅参考文献

机器人辅助耳科手术

Katherine E. Riojas, Bs, Robert F. Labadie, MD, PhD *

周玉娟　吴春萍　译

关键词

- 手术机器人　　● 微创　　● 镫骨　　● 人工耳蜗

要点

- 讨论了三种耳科手术机器人：协同操作手术机器人（例如用于引导钻孔的被动并联机器人）、远程操控手术机器人（例如达芬奇机器人手术系统）和自主式手术机器人（例如骨骼固定的机器人进行乳突切除术）。
- 当前的临床试验包括：使用协同操作手术机器人和自主式手术机器人进行微创式植入人工耳蜗；使用远程操控手术机器人进行镫骨手术和植入人工耳蜗电极。
- 对于耳科学/神经耳科学，自主式手术机器人的影响潜力可能会更大（例如可用于经迷路下入路开放内耳道），但是协同操作手术机器人和远程操控手术机器人不会打乱当前手术流程且监管标准相对较低，其手术成果更利于临床转化。
- 何时采用机器人作为耳科临床实践的标准很大程度上是由市场主导。

---

* 通信作者
  电子邮件地址：robert.labadie@vumc.org

引言

手术机器人不仅能为临床医生带来便捷,也能为患者带来福音,因为手术机器人不仅能够精准"操刀",辅助医生更精准高效地完成手术,还能克服传统微创手术的众多限制(例如,人手震颤、医生缺乏操作"手感"——即力-触觉反馈、技术局限等)。本文旨在介绍机器人耳科手术的最新进展,首先根据手术医生-设备-患者与"末端执行器"之间的关系("末端执行器"为与患者接触的手术器械),定义了耳科手术中需要使用的三种手术机器人设备。

- **协同操作手术机器人/引导机器人**:手术医生手直接操控末端执行器。手术机器人/引导机器人被动(如参考文献1)或主动(如参考文献2)地限定或者增加手术动作。
- **远程操控手术机器人**:手术医生在手术过程中远程控制机器人末端执行器[也就是由医生通过操作"主手"联动"从手"在手术台上完成手术(减少震颤、图像缩放),如参考文献3。
- **自主式手术机器人**:机器人末端执行器单独"操刀",手术医生进行监督(如参考文献4)。注:手术医生启动机器人末端执行器(可能是按下/按住按钮)并密切监测手术进展。必要时进行干预。

如果对监管有些许理解,可以更好地帮助我们了解当前和未来的技术发展状况,这也有助于解释为什么自主式手术机器人——比"操刀"医生更安全、更高效,且是绝大多数批量设备制造行业(例如汽车装配)的标配——也仍未被广泛应用于当前的手术中,而远程操控手术机器人则已投入临床应用。

对于耳科手术,通过增强外科医生现有的训练,外科机器人设备具有提供超人能力的潜力,例如辅助植入人工耳蜗(cochlear implant, CI)电极束,以往研究[5,6]表明,手术医生的触觉感知能力与耳蜗受损程度相对应。也就是说,手术医生很难察觉耳蜗内的细微损伤,而且人工耳蜗（CI）公司建议一旦察觉到作用力增加，手术医生应立即停止植入电极束，这对于人工手术而言，几乎不可能做到。随着机器人技术的不断发展，同样重要的是，手术医生已开始意识到运用机器人辅助也十分有必要。这只是机器人辅助手术在医学领域获得广泛应用的具有代表性的一个例子，我们会在下文中继续讨论。本文着重讨论前文定义的三种手术机器人设备。感兴趣的读者还可以在引用的参考文献以及其他相关的文献综述中了解更多信息[7,8]。对于前文定义的三种手术机器人设备，本文首先描述了各手术机器人在耳科手术中的整体情况，然后再说明获批的临床应用。

应用

协同操作手术机器人/引导机器人

本文从耳科手术中最简单的辅助机器人开始讨论，即协同操作手术机器人/引导机器人。这类设备包括模板模型或框架，使工具/植入物与患者的特定解剖结构正确对齐，然后再由手术医生进行手术操作。这种技术自20世纪70年代以来一直应用于神经外科手术中，刚开始是N型架[9]，然后是关节臂机器人[10]，现在则包括两个由美国食品药品监督管理局（FDA）批准的临床使用模型——Neuromate手术机器人和Rosa手术机器人——用于脑部微创活体组织检查、脑深部电极置入和顽固性癫痫的消融治疗。许多研发团队报告了这种手术机器人在辅助人工耳蜗植入微创手术方面的应用，包括使用立体定向框架为患者规划手术轨迹[11]（详见下文）或使用被动并联型机器人规划手术轨迹[1,12]。

另一种协同操作手术机器人用于标记所谓的"禁飞区"，即防止手术医生损害健康组织。使用这种机器人时，手术医生可以安心地移动钻头，通过电机[2]（图12-1）进行主动或被动[13]制动，确保钻头始终处于安全边界以内。红外成像制导系统（image guidance system，IGS）用于对患者和手术机器人进行实时跟踪与定位。当钻头靠近边

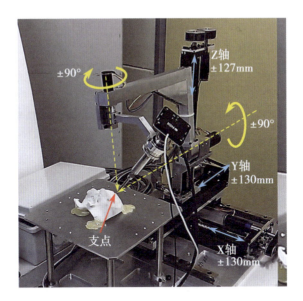

图 12-1　协同操作手术机器人系统

手术医生可以在规定的手术轨迹上安心移动钻头,钻头不会超出安全边界(如鼓室盖、乙状窦、面神经、迷路和外耳道)。

[摘自 Auris Nasus Larynx,43(2),Lim H,Matsumoto N,Cho B,et al. "Semi-manual mastoidectomy assisted by human-robot collaborative control-A temporal bone replica study." pages 161-165.[a](2015)Elsevier Ireland Ltd,with permission from Elsevier.]

界位置时(术前制定的边界位),系统会发出声音信号,然后进行制动,防止钻头越界。在训练期间和/或进行复杂的解剖手术遇到异常时,这种功能的实用性特别强。

有几个团队对耳科手术协同操作"小型机械手"的变体产品进行研发,目的是减少术者手部颤抖和改善重复定位问题。约翰斯·霍普金斯大学(Johns Hopkins University)[14]研发的稳手机器人(Steady Hand Robot)可过滤术者手部震颤。该机器人已通过镫骨手术的临床前测试。同时,由于能够标记"禁飞区"[15],该机器人已经用于改进人工耳蜗植入手术。Micron 是另外一款专门为镫骨足板手术而优化的"小型机械手",研究证明 Micron 减少了 50% 手部震颤[16]。

【临床应用】

Labadie 等研究的 9 名病例表明[11],可以使用特制的微立体定向框架,经乳突-面神经隐窝入路植入人工耳蜗。他们起初的研究对象中包含有 1 名热损伤导致的面神经麻痹患者,House-Brackmann 标准(面神经功能评分)评分为Ⅱ/Ⅵ。2012 年,由于美国 FDA 通过《安全和创新法案》(Safety and Innovation Act)进行监管改革,他们暂停了研究,进行技术改进和申请研究用器械豁免(investigational device exemption)。在一份近期正在审核的病例报告中,他们表示将重新启动之前的临床试验。相同的患者在临床上采用了特制的微立体定向框架,经迷路下入路直达岩尖病灶[17]。

远程操控手术机器人

远程操控手术机器人已在临床上得到广泛应用。达芬奇机器人是最出名的案例。达芬奇机器人已在泌尿科中广泛使用,但在耳鼻咽喉科中的应用较为有限,它已用于肿瘤切除,无须裂开下颌骨[3]即可进行。尽管达芬奇机器人能够在尸体模型上完成手术,也有专家提议将达芬奇机器人应用于耳科手术中,但是达芬奇机器人似乎不具有明显的成本效益或优于传统的技术[18]。虽然达芬奇机器人系统不是专门为耳科手术而设计,但是耳科手术中采用远程操控手术机器人的观念是高收益的,因为耳科手术医生许多干预措施的技术要求基本上都接近人类能力极限,包括镫骨手术、人工耳蜗电极束植入、耳蜗开窗。研发人员仍在不断努力为耳科手术研发远程操控手术机器人,例如 Zhang 等[19]研发了用于植入可调式人工耳蜗电极束的机器人系统;Yasin 等[20]研发了一款带有灵巧抓握器的远程操控手术机器人,提高了中耳腔手术的可达性和精准性。远程操控手术机器人最接近临床应用的案例是来自德国慕尼黑工业大学(Technische Universität München)和德国莱比锡大学医院(University Hospital of Leipzig)的耳鼻咽喉科研发的系统,他们设计了一个远程操控的小型机械手[21],其中包含有通过操控杆控制的3°自由度的操控装置,类似于实验室中用于控制微量移液器的注入和/或从单个细胞中提取的操控装置。他们进行了临床研究,结果证明镫骨切除术的学习曲线缩短了[22]。在撰写本文时,该项目在临床运用方面的监管状态尚不确定。

【临床应用】

据知悉,唯一获得监管机构批准用于耳科手术的远程操控手术机器人是法国巴黎第六大学(Pierre and Marie Curie University)研发的RobOtol,已通过CE认证[23]。RobOtol(图12-2)包括一个控制台,该控制台位于患者和医生的对面(通常是清洗员站的位置),并配有两个操控臂(例如内镜和/或手术器械),手术医生可通过鼠标和/或触控笔进行定位,完成各种手术的大幅度操作和细微操作。在进行非常复杂的手术(如镫骨手术)前,建议先进行简单临床操作(如鼓膜切开和置管)。在撰写本文时,一篇关于内镜支架或微型化仪器支架初步

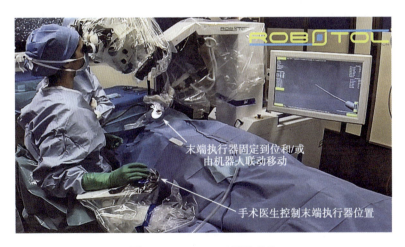

图12-2 RobOtol遥控系统

手术医生坐在机器人对面,通过鼠标和/或触控笔控制手握内镜和/或末端执行器的机器人。在这张照片中,手术医生通过显微镜进行可视化操作,并通过鼠标控制末端执行器(显示在计算机屏幕上)。

临床应用的论文正在审核中。RobOtol 另一具体应用[24]是配合力控钻头末端执行器，在对内部的骨内膜造成最小创伤的前提下进行镫骨切除术或耳蜗造口术。这种技术由英国伯明翰大学（Birmingham University）[25]研发，其有效性通过在生鸡蛋上钻孔而不破坏鸡蛋膜得到证明[26]。

自主式手术机器人

自主式手术机器人是在提到机器人时大多数人所想到的机器人类型。但是，令大多数人意想不到的是，这类机器人其实已经在外科手术中使用了几十年的时间。早在20世纪80年代中期，就有报道称，当时的神经科手术医生使用关节机械臂对颅内病变进行活检[10]。

对于耳科手术，半自动化或全自动化的自主式手术机器人在磨钻乳突方面存在价值。许多研发团队称可以采用自主式手术机器人通过带图像引导系统[27,28]的工业机械臂或订做的图像引导机器人系统[4]钻出微小通孔道通向耳蜗（下文会介绍该机器人的临床应用）。自主式手术机器人不仅能够经乳突入路植入人工耳蜗，它还能独立完成乳突切除术。对于机器人辅助的乳突切除术，必须使定位钻头对应患者的特定解剖结构位置。定位反馈可以通过图像引导系统（例如红外追踪）实现或将机器人与颅骨进行刚性连接，形成完整刚体，从而进行解剖结构和机器人钻头的计算。Danilchenko 等首次展示了具备影像导航系统的自主式手术机器人进行乳突凿开[29]。他们将一个工业级机械臂进行改造，用于固定高速的手术钻头。同时采用红外成像系统跟踪手术机器人、钻头和颅骨的位置。尽管手术机器人完成了手术任务，但是由于术中冲洗和红外标识上积累的骨粉尘，导致光轴对齐变得更加困难，难以进行定位。电磁信号定位跟踪系统则不需要光轴对齐，但是这种系统的定位精度达不到手术要求。如果将机器人与颅骨进行刚性连接，则不需要进行定位跟踪。目前至少有两个研发团队已经研究了这种技术。Dillon 等研发了一款轻量级的 5°自由度机械臂（X 轴、Y 轴、Z 轴和围绕它们的两个旋转轴，

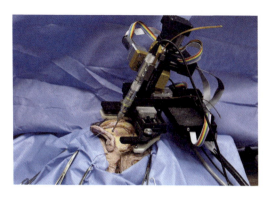

图12-3 骨固定式5°自由度自主式手术机器人经迷路入路至内耳道

见图12-3)[30],用于经迷路入路内耳道(internal auditory canal,IAC)。这种机器人的假设优势在于它能够进行骨块剥离,在重要的组织结构(例如面神经、IAC开窗)上留出骨缘,由经验丰富的手术医生手动移除。同样,Couldwell等通过Mayfield固定头架将5°自由度计算机数控手术设备固定到了尸体模型头上[31]。

自主式手术机器人在植入CI电极束方面也有较大潜力。如果已规划CI手术轨迹,植入电极束可以很大程度呈现线性阵列,特别适用于直线阵列(沿着侧壁的延伸方向)。这种技术要求已经超出人类极限,特别容易导致植入手术过程中的耳蜗创伤——包括尖端折叠和电极从耳蜗中的鼓阶移位到前庭阶(经常发生)。对于预弯电极束,需要第二个动作来停止植入过程中的探针运动。这种植入操作可通过高精度驱动装置实现自动化,例如前文提及[32]的线性阵列、停止探针运动等。与手动植入相比,尽管手动植入最佳状态下能够胜过改良版的机器人植入,但机器人可以高强度地重复操作,且植入作用力非常小[33],这能够减少耳蜗损伤和改善听觉效果[34]。RobOtol研发人员最新研发的自动植入工具能够与RobOtol机器人耦合连接,相比手动植入,机器人植入的力曲线更平滑[37]。另一种非磁性自动型线性工具已融入磁性转向控制系统中,主要用于辅助CI电极束磁头无损植入[36]。Zhang 等基于上述原理,结合可遥控操作或自主驱动的并联机器人,研发出了多自由度自动植入手术机器人[19]。这种机器人已通过初步设计和测试[35],是首次在植入 CI 中融入了控制反馈的机器人[38]。最独特的 CI 电极束植入机器人是建议应用到经乳突入路植入人工耳蜗的手术机器人。因为随着时间推移,患者听力进一步退化,此时可以在数小时或数天内缓慢植入和/或移植混合 CI 电极束[39]。

【临床应用】

Caversaccio 等已经使用 HEARO 手术机器人进行了临床试验[4](图 12-4),该机器人已通过 Cascination AG(瑞士伯尔尼)的 CE 认证。他们采用带图像引导系统的定制式多关节臂机器人进行经乳突-面神经隐窝入路植入手术,术中监测钻头功能和面神经实际功能情况。刚开始他们在瑞士伯尔尼大学医院进行试验,现在他们已将研究扩展到比利时安特卫普大学(Antwerp University)进行。HEARO 系统

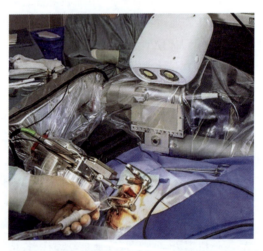

图 12-4　HEARO 手术机器人系统支持红外成像制导系统(白盒内装有红外跟踪摄像机)用于监测对患者进行手术的机械臂
图中手握冲吸器正在进行冲洗,便于手术医生清楚看到末端执行器的操作。
[资料来源:PloS One. 2019;14(8):e0220543。于 2019 年 8 月 2 日在线发布 https://doi.org/10.1371/journal.pone.0220543]

的模块化能满足未来升级扩展,包括钻孔过程中运用作用力的反馈来降低骨内膜受损(如文献[25])和采用机器人植入CI电极束。

讨论

从工程学的角度来看,对于高精度要求和达到人类技术极限的作业,选择机器人干预是最简单的解决方案。在工业制造领域(例如汽车装配业),相比人工作业,更倾向于选择机器人作业,因为机器人作业有更高的准确性和可靠性(尽管机器人偶尔需要维修,它们可以每周7天,每天24小时不间断地作业,不会出现因人体应激功能减退而导致效率低下的情况)。但是,为什么在外科领域,尤其是耳科领域——这个对精度要求极高的领域,机器人却始终没有得到同等认可呢?这个问题的答案很复杂,既涉及现有的行为惯性,也涉及监管审批的不确定性。

对于现有的行为惯性,耳科手术医生需长时间培训,才能手脚麻利、技巧高超。而医生这个群体具有很强的排他性,其收入和地位与其接受的培训息息相关。这种排他性可能会导致在采用新技术时,手术医生有意识和/或无意识地产生偏见,导致技能要求排他性降低,且还可能会出现经验不足、未经过长时间和递延收入培训的手术医生"操刀"复杂的手术。在其他劳工市场,自动化领域的一场新革命正在招致抵制,因为它可能导致裁员(例如电梯员已经被自动化电梯淘汰),这通常只能通过经济激励加以克服。

高自动化系统(例如自主式手术机器人)受到美国食品药品监督管理局(FDA)的严格监管。尽管自主式手术机器人在耳科领域具有高影响力,这种机器人会打乱当前的手术技术和作业流程,从而导致临床应用的延迟。因为学术研究团队的成本通常高得令人望而却步,监管部门的严格管控是阻碍手术机器人临床应用的另外一个因素。FDA合规性是通过上市前通知510(k)流程实现的,在该流程中,制造商可以声称1976年之前市场上的设备具有实质等同性,以获得

FDA 批准或上市前批准（PMA）获得 FDA 批准。对于医疗器械来说，510(k) 流程是一种更快、更便宜的实现临床应用的途径，而且毫不奇怪，这是在高风险设备中最常采用的途径[40]。相比之下，PMA 途径的成本要高得多，主要是由于需要临床测试。与外科机器人相关的是，典型的遥控机械 da Vinci 外科系统通过 510(k) 途径获得 FDA 批准，其基准设备难以追溯，可能是手动牵开器和/或内镜固定支架[41]。自主耳科机器人可能需要更加昂贵的 PMA 过程。

总结

总之，在医疗保健行业中，和大多数创新产品一样，要想临床应用，要么是因为它能明显改善治疗结果和/或与当前标准相比，能达到预期治疗效果且成本大幅降低。对于干预手术机器人，虽然耳科是一个相对较小的领域，但已经取得良好的临床效果。

耳科手术机器人的临床应用需要行业大量的资金投入，以获得监管部门的上市批准，还需要向医院管理人员大力推广，以提高生产量和/或降低成本，同时，还需要获得可能拒绝使用手术机器人"操刀"的经验丰富的耳科医师/神经科医师的支持。不过，正如美国等典型的资本主义国家一样，市场力量决定战略决策，且经常受到无法预见的偶然事件影响（例如互联网诊疗和电子病历）。在撰写本文时，全球正在统筹推进 COVID19 疫情防控，这可能成为医院引入耳科手术机器人的契机，从而避免手术医生接触感染性病原体，预防医源性感染。

临床要点

- 手术机器人在耳科手术中具有无限的发展潜力，但目前还达不到标准治疗。
- 手术机器人最有望应用于人工耳蜗植入术和镫骨手术。

- 只有大多数耳科医生相信手术机器人是有用的和/或必需的,且能够克服所有监管障碍时,手术机器人才会成为标准治疗。

声明:R.F.Labadie 是 Advanced Bionics 公司和 Spiral Therapeutics 公司的顾问。由美国国家科学基金会(National Science Foundation)设立的研究生科研资助项目(Graduate Research Fellowship)的资助(DGE-1445197/1937963)。

扫一扫二维码
查阅参考文献

机器人颅底手术

Mitchell Heuermann, MD[a], Alex P. Michael, MD[b],
Dana L. Crosby, MD, MPH[a,*]

郭洋　吴春萍　陶磊　译

关键词

- 颅底
- 鼻窦
- 机器人手术
- 机器人颅底手术
- 经口机器人手术

要点

- 虽然在颅底手术中的应用受到了限制,但机器人手术对头颈部手术产生了重要影响。
- 目前针对前颅底和中颅底的机器人手术方法仍然受到机器人系统本身的限制,因为这些系统并不是针对颅底复杂、精细的解剖结构来设计的。
- 目前正在开发新的机器人技术以解决现有机器人系统的技术限制。
- 颅底手术使用机器人应将成本、安全性和临床疗效考虑在适应证范围之内。

引言

自 21 世纪初引入达芬奇机器人系统(da Vinci robotic system)以

---

* 通信作者
　电子邮件地址:dcrosby53@siumed.edu

来,机器人手术对多个外科学科产生了重大影响,并获得了广泛的应用[1]。头颈部外科医生已将其用于口咽和下咽的经口机器人手术(TORS)[2],同时亦尝试使用机器人进行喉切除术[3,4]、咽旁间隙肿瘤切除[5]、甲状腺切除术[6,7]和颈部淋巴结清扫手术[8]。与开放式手术相比,TORS 手术创伤更小、关键结构能更好暴露[9]以及手术时间更短[10]。相对于开放式手术,TORS 术后吞咽功能更好[11]、恢复时间更短、边缘阴性率更高、住院时间更短[12]。同样地,机器人甲状腺手术在术后疼痛、吞咽和颈部外观方面也体现了独特的优势[6,7]。

尽管机器人手术在头颈部其他区域已取得了成功应用,其在前颅底和中颅底的应用至今仍然有限。虽然一些机器人被尝试应用于颅底手术,但是它们并没有市场化或者并不是针对颅底手术设计应用的。这就带来了一定的限制,主要是因为当前机器人设备的大小和可操作性与前颅底的局限解剖范围之间的冲突。尽管如此,先驱者们在尸体标本和人体研究中仍然探索出了应用机器人进行颅底手术的一些方法,包括单纯经口入路、经鼻入路、经鼻窦入路、经颈入路以及它们的组合应用。本文对目前可用的机器人手术技术及其在前颅底和中颅底手术中的应用进行回顾和综述。

目前的机器人技术

手术机器人

迄今,达芬奇机器人(da Vinci robot)已成为外科机器人的典型并成为了使用最广泛的手术机器人。其于 2000 年首次获批使用,并于 2009 年获得 FDA 许可应用于耳鼻咽喉科手术[13]。自问世以来,达芬奇机器人已经经历了数次迭代(表 13-1),由一个独立的医生控制台控制,该控制台协调四个刚性臂的运动,三个用于进行手术操作,另外一个用于固定和调整内镜。其最新一代 da Vinci SP 显著的特征是可以通过一个直径 25mm 的接口进行手术操作,而不需要像之前版本机器人必须使用独立的臂。

表 13-1 各个迭代的达芬奇系统以及其发布年份、机械臂数目（包括器械臂和摄像机）和与相比于前代的更新变化

迭代	发布年份	机械臂数目	相比于前代的更新变化
Standard	2000	3	2002 年增加为 4 臂[14]
S	2006	4	改进了运动范围和对接功能[15]
Si	2009	4	摄像头清晰度更高；设有第二教学控制平台；单部位手术时可使用可弯曲套管设备[16]
Xi	2014	4	更纤细的吊臂安装臂；改进了可操作性和操作范围；集成操作台[17]
X	2017	4	成本降低；无吊臂安装和集成操作台[17]
SP	2018	4	所有器械均通过单个 25mm 端口操作[18]

为了解决达芬奇系统面临的灵活性问题，Flex 系统被开发出来并于 2017 年获得 FDA 批准"应用于口咽、下咽和喉"[19]。它在软性内镜的两侧配备了两个直径 3mm 的柔性器械，均能够进行三维运动（图 13-1）。内镜由机器人控制，而这两个柔性设备则由手动控制。与达芬奇系统不同，Flex 系统的触觉反馈较弱，但其只能显示二维图像[19]。尽管尺寸已经缩小了，但该系统仍然太大而无法进行传统的鼻内手术。

为了突破现有手术机器人的尺寸不足和功能限制，研究者们正在着手开发新的实验性系统。日本东京大学（The University of Tokyo）机械工程系设计了 SmartArm 系统，其专门为鼻内手术（尤其是颅底缝合）设计（图 13-2）。该系统具有触觉反馈功能，以及具有 9° 自由度的 3mm 的灵活工作臂和一个 4mm 的内镜[20]。Wurm 等[21]开发了一种全自动机器人，具有内镜和转速高达 40 000r/min 的钻头，以及用于冲洗和抽吸的两个端口，所有这些均包含在一个 5mm 的机械手臂中（图 13-3）[22]。美国范德堡大学（Vanderbilt University）正在开发一种

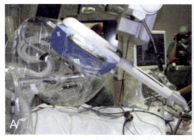
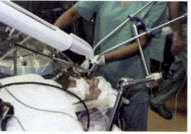
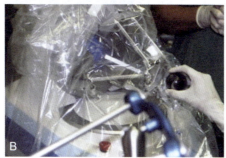

图 13-1　Flex 系统

A. 使用带有两个灵活器械臂的集成柔性机器人内镜进行安装和对接；B. 柔性内镜的控制臂。

（摘自 Mandapathil M, Duvvuri U, Güldner C, et al. Transoral surgery for oropharyngeal tumors using the Medrobotics Flex System-a case report. Int J Surg Case Rep. 2015; 10: 173-175; 已获得原作者允许。）

具有四个机器人手臂的一种新型机器人系统，它们包含一系列微小同心管，使得非线性路线具有更大的可操作性，因此此种机器人用于单纯鼻内镜手术具有更大优势（图 13-4）[23-26]。作为其标志性特征，这种机器人系统的机械臂最大直径为 2.32mm，而器械的最大直径为 1.75mm；但其目前还不支持触觉反馈和腕部器械[25]。其同心管组成的机械臂甚至可以根据不同患者的解剖结构进行个性化定制[27]。

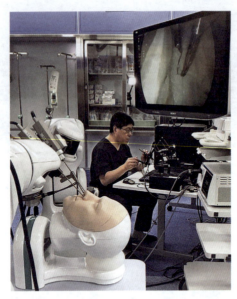

图13-2　单纯为经鼻颅底手术而设计的新型机器人的安装
(摘自 Marinho MM, Harada K, Morita A, et al. SmartArm: Integration and validation of a versatile surgical robotic system for constrained workspaces. Int J Med Robotics Comput Assist Surg. January 2020: e2053; 已获得原作者允许。)

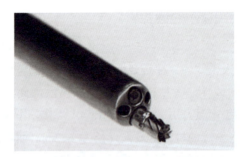

图13-3　集成机器人手臂的示例:包括钻头、内镜和两个用于冲洗和抽吸的端口
[摘自 Wurm J, Bumm K, Steinhart H, et al. Entwicklung eines aktiven Robotersystems für die multimodale Chirurgie der Nasennebenhöhlen. HNO. 2005;53(5):446-454; 已获得原作者允许。]

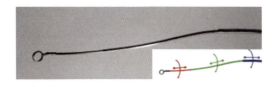

图 13-4　同心管机器人的手臂示例
右下角插图详细说明了三管系统中每个管的运动轴向。
[摘自 Swaney P, Gilbert H, Webster R, et al. Endonasal Skull Base Tumor Removal Using Concentric Tube Continuum Robots: A Phantom Study. J Neurol Surg B Skull Base. 2014; 76(02): 145-149; 已获得原作者允许。]

手术辅助机器人

虽然不是手术过程的直接执行者, 手术辅助机器人可以在手术的一个或多个方面为外科医生提供帮助。在颅底手术中, 这通常以器械支架或手术辅助设备的形式出现。现已有多种手术辅助机器人系统, 包括 ROVOT-m[28]、Endoscope Robot[29-31]、SoloAssist endoscope holder[32]和现在已经不再使用的依靠声控或眼动操作的 AESOP 系统[33,34], 以及一些其他试验性辅助机器人系统[35]。类似地, iArmS 系统在显微解剖过程中可以自动跟随和支撑外科医生的手臂, 有助于减少疲劳并保证在长时间的手术过程中实现更准确、流畅的操作[36]。

目前的手术入路

直到最近, 大多数机器人头颈部手术都局限于使用达芬奇系统。鉴于该系统用于颅底手术时存在固有的局限性, 迄今大多数研究都聚焦于如何巧妙地迂回使用硬臂机器人系统。

多孔手术入路

手术机器人在单纯经鼻颅底手术中的应用进展较慢, 这可能是由于以下两方面原因。一方面,相比于其他自然孔道,鼻孔的直径较小;另一方面,达芬奇系统在设计之初设定了限制以防止摄像机和手术臂之间的相互干扰,这种限制亦阻碍了其应用于单纯经鼻颅底手术。因此,经鼻入路使用达芬奇机器人时其通常已被限制为简单的内镜通道,同时需要其他自然或人工孔道进行手术。

联合经鼻窦-经鼻入路

2007年,使用手术机器人进入前颅底的可行性首次在四具尸体标本中得到证实[37]。首先,研究者以双侧的 Caldwell-Luc 上颌窦造口术,中鼻道上颌窦造口术和后侧鼻中隔切除术为基础,经上颌窦放置达芬奇机械臂,同时经鼻放置内镜(图13-5)。然后,便可以通过手术进行筛板、蝶骨平台、蝶鞍和鞍旁区域的操作。这种手术入路在其他尸体模型中已被进一步应用于鼻咽[38]、蝶鞍、海绵窦[39]和颞下窝区

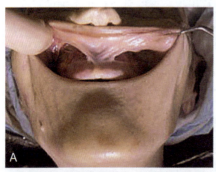

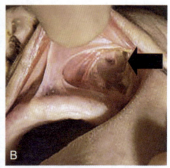

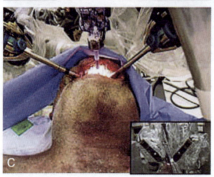

图13-5 经鼻窦入路的示例
A. 双侧唇龈沟切口暴露上颌骨前下部;B. 手术视野中的眶下神经(黑色箭头);C. 经上颌窦开放术放置两个达芬奇机械臂,同时经鼻放置内镜。
[摘自 Kupferman ME, Hanna E. Robotic Surgery of the Skull Base. Otolaryngol Clin North Am. 2014;47(3):415-423;已获得原作者允许。]

域[40]的手术。到目前为止,暂时没有文献报道这些技术在活体患者中的应用。

联合经口-经鼻入路

单纯经口入路的一个主要限制是缺乏现有机器人系统适用的电钻器械。因此,通常需要配合使用传统的鼻内器械来辅助穿过骨性颅底。这种入路已经在尸体模型[41,42]和活体患者上用于鼻咽[43,44]和斜坡[42]部位的手术。

联合经颈入路

为了克服传统 TORS 应用于鼻咽手术时的入路限制,美国宾夕法尼亚大学(University of Pennsylvania)的一个研究小组在尸体模型中尝试了一种改进的入路方法(C-TORS)。在该方法中,他们将机器人器械套管针经颈放置于下颌下腺后方(图 13-6)。它们终止于下

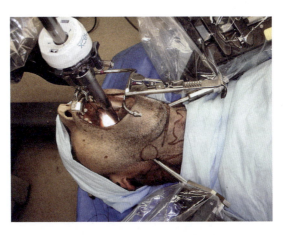

图 13-6 C-TORS 的安装示例

两个手术机械臂经颈放置于下颌下腺(画线标记处)的后面,而内镜则经口放置。
[摘自 O'MALLEY B W, WEINSTEIN G S. Robotic anterior and midline skull base surgery:Preclinical investigations. Int J Radiat Oncol Biol Phys. 2007;69(2):S125-S128;已获得原作者允许。]

咽外侧壁,使手术范围扩大至鼻咽、斜坡、蝶骨、蝶鞍和颅前窝[45,46]。Dallan 等在尸体模型中成功尝试了一个类似的入路,但他们使用的是经鼻内可视化而不是经口可视化[47]。McCool 等在尸体模型中描述了一种改进的方法,需要两个经口端口和一个舌骨上端口来改善颞下窝的暴露[48]。

单孔手术入路

1. **经口入路** 早期使用四臂达芬奇机器人行单纯经口入路(图 13-7)行颅底手术时会采用软腭正中裂开或软腭侧裂开来获得更好的视野暴露。这些方法已在尸体模型[49,50]中和一些鼻咽部[43,51,52]或颞下窝[53]肿瘤患者中进行了成功尝试。通过硬腭进行暴露,Ozer 等[54]能够进入从鸡冠到 C1 的颅底范围。虽然硬腭裂开极大地改善了手术视野的暴露,但它也会存在口鼻瘘形成和瘢痕挛缩进而导致腭咽功能不全的风险[18]。

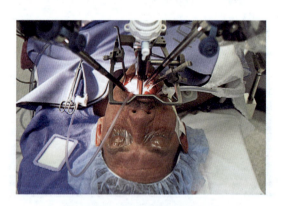

图 13-7　使用 30°内镜和两个腕式机械臂的单纯经口入路的器械安装
[摘自 Newman JG, Kuppersmith RB, O'Malley BW. Robotics and Telesurgery in Otolaryngology. Otolaryngol Clin North Am. 2011;44(6):1317-1331;已获得原作者允许。]

随着达芬奇机械臂的尺寸从 8mm 减小到 5mm,尸体研究证明了非腭裂经口入路进行鼻咽[55]、蝶鞍[56]、颞下窝和斜坡[46]手术的可行性。随着达芬奇 SP 系统的发展,Tsang 和 Holsinger 发现其进行鼻咽手术时可以获得出色的视野暴露[18]。非腭裂入路进行颞下窝[45]、蝶鞍[57]、斜坡[58]手术已经在临床手术患者中获得了成功。尽管尚无关于 Flex 系统在活体患者中的应用研究发表,尸体模型研究已证明了使用 Flex 系统暴露鼻咽部的可行性[59,60]。

2. **经鼻入路**　目前,经鼻内镜入路是进入前颅底、斜坡、鞍区和鞍旁区域的首选方法。鉴于目前可用的机器人系统的大小,已发表的单纯经鼻机器人入路的研究相对较少,仅限于使用 Flex 系统的单个尸体模型研究。然而,这种方法需要部分面中掀翻、鼻中隔部分切除和去除部分上颌骨额突才能获得完全的视野暴露[61]。但是,这种方法可以进入所有副鼻窦并可以进入前颅底、蝶鞍、斜坡至颅后窝的广泛范围。

3. **经眶上入路**　Hong 等[62]在尸体模型中使用眶上小孔开颅术探索了从上方进入前颅底的可行性,发现其可以足够地暴露前颅底并有足够的可操作性(包括缝合)。然而,Marcus 等[63]报告了相反的结果,他们使用了直径 25mm 的孔,得出的结论是由于仪器和摄像机的体积较大,应用达芬奇机器人并不安全。

获益

与内镜相比,达芬奇机器人辅助颅底手术提供了增强的三维可视化视野。仅此一项就可以提高手术的精准度。达芬奇机械腕的灵活性高于人手,因此在倾斜的骨结构周围具有更好的可操作性。同样,达芬奇机械臂更强的精细运动控制能力使硬脑膜的缝合修复成为可能[36]。机器人手术可以避免传统经鼻内镜手术常见的疲劳和震颤等问题。使用内镜行颅底手术时狭窄的手术通道会导致器械和内镜之间经常发生碰撞,这种现象在使用具有腕关节的机器人时应该会明显减少。此外，依据人体工程学设计的外科医生控制台集成了对所有机械臂的控制，为外科医生提供了对摄像机和三个工作臂的完全控制。而且，最新型的达芬奇机器人可以选择使用双控制台，这意味着可以将控制权无缝转移给第二位外科医生或允许指导学生进行操作[64,65]。

局限

将机器人技术应用于颅底手术仍具有很大的局限性，其中之一便是缺乏为精细颅底手术设计的器械[64,66]。具体来说，目前批准的设备中并没有适用于颅底磨骨操作的钻头[67]。另外，手术机器人在单纯经鼻行颅底手术中的应用也受到了限制，一是鼻孔的直径比其他自然孔道更窄，二是达芬奇系统要求机械手臂间的最小角度不能低于20°，以避免手术臂之间、手术臂与摄像头之间的干扰[68]。由于这些设计限制，目前不可能直接经鼻行颅底手术。此外，目前的机器人不支持与图像导航系统的协作。虽然机器人系统提供的三维视觉可以一定程度上弥补其触觉反馈的缺失，缺少触觉反馈使其应用具有一定风险，尤其是在处理颅底的精细解剖时[64,69]。新兴的机器人技术，例如同心套管机器人，也许可以解决上述部分限制。尚无研究分析比较使用机器人行头颈部手术与传统方法行头颈部手术的成本；然而，其他学科的报道普遍认为因为手术供应和手术室的成本更高，因此机器人手术的成本较高[70,71]。使用机器人手术伴随的高花费是否会降低并发症发生率、缩短恢复时间和改善肿瘤控制仍有待观察和研究。此外，与所有新技术一样，学习机器人手术时有显著的学习曲线，特别是对于不熟悉机器人技术的外科医生而言[10,72]。临床使用前进行充分培训以获得熟练度对于机器人手术的成功至关重要。

未来展望

机器人技术的发展日新月异,研发安全、功能多、耐用并且较传统手术方法具有优势的机器人系统非常重要。有鉴于此,用于颅底手术的理想机器人将是单纯经鼻入路、兼容图像导航系统、随着外科医生的感觉而动、具有自动清洁功能的内镜,并允许同时使用多个体积小、灵活、耐用、易于更换且能够进行触觉反馈的器械[73,74]。虽然到目前为止关于机器人手术的临床试验还比较少[75],但是其对于证明机器人手术的安全性、改善患者预后和生活质量的能力至关重要,可为其较高的费用提供合理的解释。尽管远程手术在耳鼻咽喉科的实施受到限制,不可否认机器人手术带来了远程手术的可能性[76,77]。

总结

虽然 TORS 对头颈部手术产生了重要影响,但机器人颅底手术仍相对处于起步阶段。尽管已经通过多种方法成功地进入前颅底,但由于机器人系统并非设计用于处理复杂、精细的颅底解剖结构,这些方法仍然从根本上受到机器人系统本身的限制。在未来,这些限制可能随着针对颅底专门设计的机器人系统的发展而被克服,但在评估适应证时同时需要考虑到使用成本、安全性和患者的预后。

临床要点

- 目前没有机器人手术系统被批准用于颅底手术。
- 虽然已经成功使用现有手术机器人系统进行了尝试性的颅底手术,但并非颅底手术的标准术式。
- 为达到前颅底和中颅底手术的预期效果,需要新的机器人手术系统或者是现有系统的巨大变革。

- 针对颅底手术的新型机器人系统目前正在研发过程中。

声明：作者没有其他需公开的信息。

扫一扫二维码
查阅参考文献

经口机器人手术针对残余或复发口咽癌

Vinidh Paleri, MS, FRCS[*], John Hardman, MSc, MRCS,
Grainne Brady, Mres, MRCSLT, Ajith George, FRCS,
Cyrus Kerawala, FDSRCS, FRCS

张铎　吴春萍　陶磊　译

关键词

- 复发　● 癌　● 机器人　● 手术　● 头颈部

要点

- 随着越来越多的中心获得了机器人系统以及强有力的数据，应用经口机器人手术（TORS）治疗残留、复发和新发肿瘤逐渐被人们所接受。
- 获得阴性手术切缘在病例中可能存在技术挑战，这种情况下TORS手术只能由有经验和受过良好训练的外科医生开展。
- 可能需要额外的经口重建同时展示自身的技术复杂性。
- 仍然可以获得成功的功能恢复，但是需要资源充足、能动性强的团队来处理患者的期望以及支持他们通过潜在较长的恢复期。

引言

对于残留、复发和新发放射线暴露（residual, recurrent, and new

---

[*] 通信作者
电子邮件地址：vinidh.paleri@rmh.nhs.uk

primary radiation-exposed, ReRuNeR）的口咽癌（oropharyngeal cancer, OPC）最常见的治疗方式为开放手术,同时进行重建或不重建[1-4]。然而开放手术有很多缺点:①手术时间长;②需要破坏正常解剖结构(下颌骨劈开、口底解剖、舌侧松解)暴露肿瘤;③几乎都需要口腔重建;④增加了恢复时间。此外,接近一半的人会被放射性骨坏死困扰[5]。而经口 TORS 手术可以避开这些缺点。在有限的空间内操纵器械并进行全切除的卓越能力使基于 TORS 的方法成为 ReRuNeR OPCs 的可行选择。正如 Jayaram 团队的系统回顾证明,挽救性手术仍然是 ReRuNeR OPCs 最有效的治疗方式[2]。最近的研究表明,生存率的差异可高达 50%[6],挽救性手术可将残余癌症的死亡风险降低 50%[7]。在人乳头状瘤病毒（HPV）阳性的鳞状细胞癌人群中,原发部位的复发并不常见,只有 5%~7% 的患者在接受调强放疗治疗后出现复发[8,9]。因为大多数肿瘤处于早期,对手术或非手术治疗反应效果较好[10]。HPV 阴性的鳞状细胞癌更倾向于在原发部位复发。但这一群体中并发症比例较高,可能会降低对术后抽吸的耐受度。因此,与 HPV 阳性患者相比,HPV 阴性患者中适合挽救手术的比例较小。综上,鉴于开放手术显著的并发症,以及较差的预后,ReRuNeR OPCs 不应实行开放手术。

在 21 世纪初,TORS 被描述为用于治疗初发癌症,因此 TORS 在此方面积累了大量经验。TORS 治疗复发性癌症的经验已在单个中心进行了描述,也是作者小组进行系统回顾和荟萃分析的主题。TORS 治疗复发性癌症的肿瘤学和功能结果是支持性的,在经过筛选的患者中,经口切除是可接受的手术方式,其功能结果也令人满意。

本文旨在为读者提供 TORS 手术病例选择的原则、决策、手术技巧、重建原则、康复以及 TORS 手术治疗 ReRuNeR OPCs 未来趋势。虽然临床和技术方面以及功能结果是基于作者的经验,但所讨论的肿瘤学结果数据是基于作者小组最近发表的系统回顾和荟萃分析[11]。

经口机器人手术（TORS）治疗残余、复发和新发射线暴露口咽癌疗效评估

作者建议对所有被认为适合手术的 ReRuNeR OPCs 患者在全麻下进行可切除性评估。在评估过程中，外科医生应确保使用机器人内镜和适当的牵开器，包括用于牵引的舌缝合，以便可以看到肿瘤的全部黏膜范围。根据作者的经验，全麻下的评估往往可以将以前临床评估为无法切除的肿瘤转化为通过 TORS 方法进行切除。

应特别考虑张口受限对于机械臂进入的影响，尤其是机器人对接后无法暴露肿瘤下界。再加上个体解剖差异（长颈、窄下颌和颌后缩），即使轻度张口受限也会使得肿瘤下极暴露困难。由于三个手术臂挤占空间，导致视野差和频繁的器械冲突。如果计划进行自由皮瓣重建（稍后讨论），充足的通道是必要的，以便于皮瓣修复。目前，唯一可用的缝合持针器相对较大（直径为 8mm），当空间有限时，缝合皮瓣的下方变得具有挑战性。根据作者的经验，考虑通过传统开放手术而不是 TORS 进行切除的最常见原因是张口受限。作者讨论了术前关于张口受限和吞咽的基线功能参数。

1. **T 分期和经口机器人手术** TORS 被批准作为早期口咽部肿瘤的初诊治疗方式，并有相当多的证据支持。然而，鉴于 TORS 相对于开放手术的优势，作者认为，在某些情况下，TORS 也可能适用于 T 分类较高的肿瘤。作者的荟萃分析数据支持了这一点，11 人中 8.3% 的复发肿瘤被确定为 T_3 或 T_4 分期。在作者最初的系列研究中，23% 的全切除手术的尺寸为 6cm 或更大，这表明较大的肿瘤可以通过 TORS 方法切除[12]。

2. **治疗团队和经口机器人初级手术的经验** TORS 有一定的学习曲线。作者提醒，对于处于学习曲线早期的外科医生，尤其是以前对非机器人经口手术经验有限的医生，不要在 ReRuNeR OPCs 中使用 TORS。在选择适当的病例时，需要进行临床判断。从初级 TORS

中积累的经验对于在这个患者群体获得良好预后至关重要。这些癌症的术后过程与原发切除术不同，团队在学习过程中获得的经验，特别是术后管理和康复方面的经验，对于咨询和护理 ReRuNeR OPCs 患者至关重要。作为指导，作者建议在开展 ReRuNeR 癌症项目之前，先进行 30 例原发病例手术，并仔细评估术后效果和手术切缘[13]。

3. 多部位口咽切口相关解剖 大多数复发，尤其是舌根部的复发，不一定属于 Weinstein 和 O'Malley 所描述的横向舌根部肿瘤的分区切除范围[14]。如果第二亚位点的肿瘤是表浅的，那么将切除范围扩大到第二亚位点（切除肿瘤、黏膜边缘和几毫米深层组织）应该是相对简单的。然而，如果肿瘤在扁桃体和舌根部都有累及，或深入扁桃体-舌沟，则需要熟悉深层解剖结构。为了对这些肿瘤或延伸到喉咽部的肿瘤进行完整切除，外科医生必须能够从经口途径识别以下结构：舌骨肌、舌骨及其相关附着肌肉，以及面动脉[15]和舌动脉的分支[16]。

大体上，咽缩肌分为三组肌肉。咽下缩肌可分为两个部分，和经口手术无关。然而，在解剖咽旁间隙时，咽上缩肌和咽中缩肌特别重要。口腔收缩肌由 5 块肌肉组成：翼咽肌、腭咽肌、颊咽肌、下颌咽肌、舌咽肌（图 14-1）。咽旁空间的倒四面体的窗口是翼突下颌缝，此裂为颊肌和咽上缩肌颊咽交界处。

与 TORS 相关的茎突舌肌解剖学现已明确[17]。茎突舌肌和舌咽肌合并，舌咽肌是上咽缩肌最下面的一束。颈外动脉面动脉分支和舌动脉分支走行于舌骨平面侧面。供应扁桃体的面动脉 2 个主要分支（腭升支和扁桃体支）可以通过舌骨上方或下方。当经过舌骨下方时，它们可以在茎突舌肌和茎突咽肌之间（图 14-1）或二者深面走行。剖开舌骨侧面，"面动脉球"是在咽旁空间遇到的第一条主要血管，经常被误认为是舌动脉（图 14-2）[15]。"面动脉球"是面动脉弧形越过二腹肌后腹而形成（图 14-1）。如果经口入路和经颈入路手术同时进行，遇到这条血管不可避免地意味着经口和经颈解剖之间会产生沟通。

经口机器人手术针对残余或复发口咽癌　　157

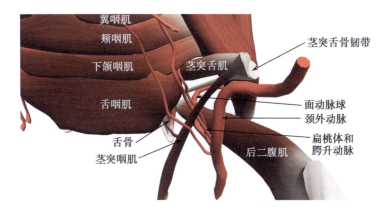

图 14-1　右后侧视图
显示各种咽上缩肌、茎突舌肌以及咽侧 TORS 相关的血管解剖。

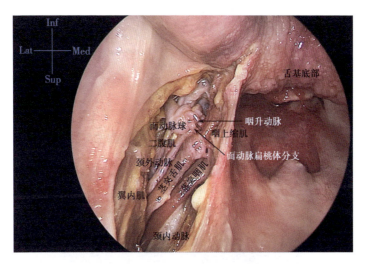

图 14-2　左侧咽旁间隙尸体解剖图
展示了茎突舌肌外侧的解剖结构。

如果继续向下剥离,在舌骨外侧的平面上,则会遇到甲状腺上动脉。在更内侧,可以看到甲状腺上动脉的早期分支,即喉上动脉,当它穿过咽会厌褶皱时可见。如果希望在围手术期减少喉部的血流,可以阻断喉上动脉。

在舌咽肌的前下方,外科医生由两块肌肉所引导,分别为大角咽肌(连接舌骨大角)和小角咽肌(连接舌骨小角)(图14-3)。在通过舌骨中线时,它们与舌骨的连接是相关的。舌动脉在软骨与舌骨小角后方连接处的近端由外侧向内侧穿过。在分出舌背支后,该动脉走向舌深部肌肉组织,进入舌根和舌扁桃体之间的平面,在传统的舌根切除术中会遇到这种情况。在舌下肌的外侧,几乎与从经口视角看到的舌下动脉成镜像的位置,就是舌下神经所在之处(图14-4)。

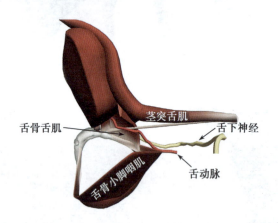

图14-3 舌骨小角咽肌及其与舌肌和舌动脉的关系示意图

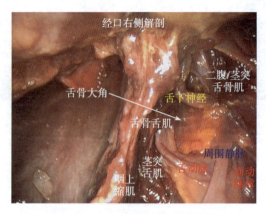

图14-4 右侧咽旁空间的解剖图
舌骨肌侧面和尾部的解剖结构,可以看到舌骨和Ⅻ脑神经。

手术技巧以及改进

1. **颈部和气道** 在所有病例中,应探查同侧颈部,结扎面动脉、舌动脉、咽升动脉;如果存在一侧颈部淋巴结转移,需要进行颈部淋巴结清扫。鉴于隐匿性转移的发生率很低,不需要预防性颈部淋巴结清扫,除非在游离皮瓣重建的情况下,微血管吻合需要血管通路,需要有限的淋巴结清除以容纳受体血管。作者倾向于对舌根ReRuNeR肿瘤患者进行气管切开术,因为这可以改善经口通道,并作为术后的安全保障,以防术后出血(后面会讨论)。较小的ReRuNeR OPCs,如局限在扁桃体的肿瘤,可在口腔内气管插管的情况下进行切除,但应将其缝合到对侧口咽部,以防止与手术野和器械相互影响。

2. **牵开器的选择** Boyle-Davis牵开器和FK-WO(FK-WO TORS喉咽镜牵开器)通常用于口咽部手术。牵开器的选择主要受进路和肿瘤的大小影响。作者发现Boyle-Davis牵开器对小的扁桃体肿瘤很有用,不会延伸到舌根。在这种情况下,Doherty压舌板的凸形轮廓对于通过口腔的器械来说问题不大,而且较小的牵开器为助手提供了良好的通道。作者发现FK牵开器适用于大多数接受TORS的其他ReRuNeR OPCs,其各种压舌板附件和可调节性可对舌头进行精细操作,以优化器械的获取和肿瘤的牵引。

3. **扁桃体部位复发** 对于局限在扁桃体窝的ReRuNeR OPCs患者,切除技术类似于Weinstein团队描述的根治性扁桃体切除术[18]。利用前面讨论的解剖学原则,在一些更晚期的病例,肿瘤侵犯到舌根,切除范围可以包括受影响的舌头肌肉组织和口底黏膜。

4. **舌根基板复发** 当使用TORS处理复发的舌根肿瘤与其在原发性肿瘤中的应用相比较时,出现了两个主要的差异:①复发性肿瘤常常在黏膜下平面延伸到舌轮状乳头的前面,使肿瘤的前部很容易被触及;②由于放疗病史,舌根组织常水肿粗壮。这些组织的变化对手术医生来说尤其成问题:首先,在黏膜水平上很难区分肿瘤和周围的正常组织,因为在 TORS 中很有帮助的视觉和触觉反馈被掩盖了。其次,单极电铲与非癌性深层组织的相互作用似乎与癌变组织更为相似。这两个差异主要是 Paleri 等所提出的技术改进的原因。

目前的机器人牵开器和设备不需要也不适合环状乳头前的手术,此部位很容易直接经口进入,从而无须在该区域使用机器人工具。在这种情况下,像其他 TORS 切除术一样,在舌头的前侧放置一个缝线,并将舌头向前拉,用亚甲蓝标出可触及肿瘤的前缘。使用单极电铲和数字触诊,建立一个前部架子,将受肿瘤影响的舌根与未受影响的舌前部分开(图 14-5A)。这个架子根据需要进行扩展,以建立和确定肿瘤的深度,尽可能地在后方留出正常组织和足够切缘。通过充分的暴露,经直视下,利用单极电铲经口进行大部分解剖。对于进一步向后的解剖,可以使用一个 6in(1in≈2.54cm)的绝缘单极刀片。从侧面看,这些 ReRuNeR 肿瘤常常从表面延伸到舌头的自由边缘,而深层边缘可能由口底/舌下腺的后部形成。因此,可能需要切除这些结构以获得充分的清除。

建立支撑并尽可能向后进行了内侧切除,将带有下颌或 WO 压舌板的 FK-WO TORS 牵开器放置在一个特定的位置,使得牵开器的压舌板锚定在手术创建的架构中,确保肿瘤在口咽腔内,外科医生也确定了肿瘤深度(图 14-5B、图 14-5C)。这种操作在口腔内为机器人手臂获得了额外的空间,因为下颌骨辅助片停留在舌根肿瘤所占据的空间内,并允许肿瘤逐渐下降到腔内。肿瘤在此时通常被充分游离,从而允许机器人手臂切除肿瘤。在学习曲线的早期,在渐进式切除后,作者建议反复解锁机器人,让外科医生通过直接触诊确认肿瘤深度。按照这种技术进行的渐进式切除,可以逐步调动肿瘤,从而更准确地评估切除边缘的适当性。

5. **扁桃体舌沟复发** 根据作者的早期经验,他们发现这一区域的深部肿瘤最难进行全切,因为需要同时切除扁桃体和舌根,以获得足够的深度。在这种情况下,需要标记出扁桃体的适当边缘,并进入咽旁间隙。即使从扁桃体方向进入,外科医生也必须能定义咽旁间

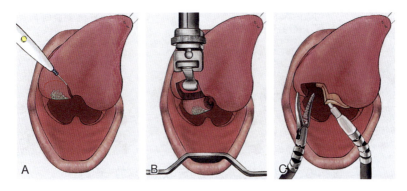

图 14-5 舌根部复发性肿瘤切除
A. 使用单极烧灼法和数字触诊法,创建一个前架,将舌根与舌前部分开;
B. FK-WO TORS 牵开器的下颌骨支撑固定在手术区,使肿瘤向后面进入口咽腔;C. 切除舌根、同侧会厌谷以及同侧会厌。
[摘自 Paleri V,Fox H,Coward S,et al. Transoral robotic surgery for residual and recurrent oropharyngeal cancers:Exploratory study of surgical innovation using the IDEAL framework for early-phase surgical studies. Head Neck 2018;40(3):512-525. Doi:10.1002/hed.25032. Epub 2017 Dec 15.]

隙的位置,因为通过翼颌筋膜裂入路会导致过大的切除范围。一旦识别翼腭肌,可以根据需要向外侧和下方进行分离,直至识别咽中缩肌和舌骨。如上节所述,围绕肿瘤前方进行适当的舌根切口,并使用翼腭肌分离作为向内侧的指引,进行所需深度的切除。这些技术可以实现这些肿瘤的整块切除(图 14-6)。

6. 术中超声应用 术中超声在某些情况下是有用的,特别是对于黏膜下的舌根癌,术中检查不能很好地评估肿瘤范围和深度。(Paleri V,Fox H,Coward S,et al. Transoral robotic surgery for residual and recurrent oropharyngeal cancers:an IDEAL phase 2a exploratory study of surgical innovation. In:Unpublished,ed.,2016)[19]。柔性聚焦 800 型机器,带机器人的落地式超声换能器 8826,是作者治疗舌根病变的首选仪器。使用适当的牵开器暴露肿瘤后,用马里兰镊子抓住超声换能器,放在舌根的黏膜表面。结合患者术前的 MRI,随着肿瘤切除的进

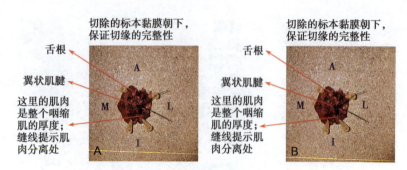

图 14-6 对切除的标本进行固定,使其较深的一面朝上
A. 显示了使用针头定位前肿瘤黏膜侧的注释;B. A 为前方;I 为下方;L 为外侧;M 为中间。

展,放射科医生和 TORS 外科医生共同解读舌根的经口超声图像。

7. **术中切缘评估** 在解剖学允许的情况下,切除和深部手术切缘大于 5mm 较为合理。笔者认为应该更加重视在临床上实现切缘阴性,而不是只关注最终病理报告中附在切除标本上的数字图像。特别是因为最后的切缘读数可能会比手术时的切缘减少多达 25%,这是由于 TORS 中常用的能量装置引起的组织坏死,以及在接受福尔马林固定时,切缘可能会进一步缩小 10%[20,21]。

对于扁桃体癌,在大多数情况下,5mm 的黏膜切缘是可以实现的。但对于深层切缘,5mm 可能无法实现,因为咽缩肌厚度大概在 2mm,还可能因术前放疗、术后福尔马林浸泡进一步萎缩。较小的舌根癌如果局限于该亚区,可以达到 5mm 的深部和黏膜边缘。对于位于扁桃体舌沟内的肿瘤,可以通过在切除的标本中包括咽缩肌和茎突舌骨肌来扩大深部边缘。

一旦标本被完全切除,外科医生检查标本的所有方面是很重要的。作者并不是常规在手术室里对标本进行切片以评估深部边缘。在感觉深部切除边缘接近的地方,用彩色墨水在标本上做标记,对标本进行定位,并暂时放回缺损处,准确地指出进一步切除的位置。然后可以用冰冻切片检查来确认是否有足够的间隙。对于小的口咽部缺损,如果需要的话,可以将整个肿瘤床作为一个单一的边缘活检进行取样。

8. **术中冰冻切片** 术中冰冻需要病理科的大量投入，它对处理 ReRuNeR OPCs 非常必要。在某些情况下，需要在冰冻病理确诊之后才能进行扩大手术切除，特别是在慢性溃疡已经影响到口咽组织和以前尝试的活检结果不明确的情况下。在其他情况下，放疗后肿瘤边缘很难辨认，需要组织病理学证据以避免切除未受影响的组织。

9. **标本处理** 应特别注意标本的固定，以便进行准确的切缘评估。传统上，标本被定向、固定和装载为黏膜表面向上的状态。如果这种方法应用于使用 TORS 整块切除的口咽标本，那么深部凸面在甲醛固定时可能会因压平在木板上而变形。此外，一旦在福尔马林中固定，肿瘤标本下表面的肌肉层（在体内可自由移动）就会被压缩和扭曲，这可能会导致对这些切缘的估计不足。因此，作者建议在安装标本时，黏膜面朝下，以保持切除标本深层的自然弧度（图 14-6）。此外，为了确保外科医生和组织病理学家之间的最佳沟通，作者的做法是对所有的切除手术进行拍照，并提供标示图，以方便在处理前的标本定位。

10. **重建策略** 传统上，TORS 口咽部切除术可以通过二期愈合，但在其他情况下，复杂的手术缺损往往跨越各种解剖学亚部位，因此，可能需要修复重建。这种重建在解剖学上的目标包括：覆盖重要的血管结构和维持密封。此外，还有一些功能性目标，如尽量减少咽喉功能不全，并通过恢复舌头体积来改善吞咽。这些目标可以通过游离皮瓣的方式来实现[22-24]。

已经开发了重建算法来帮助规划 TORS 切除后的缺陷。De Almeida 团队[23]提出了 4 类缺损：①Ⅰ类仅侵犯一个亚区（扁桃体、舌根、咽部或软腭）且无高危因素（颈内动脉暴露、颈部沟通或 >50% 的软腭切除术）；②Ⅱ类侵犯超过一个亚区；③Ⅲ类侵犯一个亚区但是出现一种及以上高危因素；④Ⅳ类侵犯多个亚区，并出现多个高危因素。Ⅰ类和Ⅱ类缺损可以二期愈合或用局部皮瓣修复，而Ⅲ类和Ⅳ类缺损则需要区域或游离皮瓣重建。

挽救性口咽手术已向微创手术转变，如 TORS，其目的是避免手术中不必要的组织破坏。这一进展的自然演变是机器人辅助的游离皮瓣移植（robotic-assisted free flap inset，RAFFI）的发展。通过机器人将切除和重建结合起来，是对机器人系统的一种更具成本效益和效率的使用，避免了下颌骨切开术。这减少了手术时间和住院时间，还有其他潜在的好处，包括更早恢复吞咽功能，并减少截骨部位的骨坏死发生[25]。

Selber[26]描述了5名患者，他们接受了口咽部手术，并以局部或游离皮瓣重建了完整的下颌骨。1名患者使用了股前外侧皮瓣来重塑颈部和重建舌头、口底和咽部缺陷。植入手术采用了多种方法：用手通过口腔和咽部切除，用机器人通过TORS来处理更难进入的区域。采用微型持针器进行缝合，但调查人员表示，有些结最终是用手打的。此后，一些研究者描述了他们的使用颈部和TORS方法进行挽救性口咽切除术的技术，重点是结合使用手工和机器人植入游离皮瓣的方法[12,26-29]。

RAFFI在技术上要求很高，与挽救性手术中的TORS消融术一样，只有经验丰富的外科医生才能尝试。同时进行肿瘤切除和获得皮瓣可以节省手术时间，但这需要对皮瓣尺寸大小进行仔细评估。这最好通过术前成像和现场测量相结合的方式来实现，同时需要接受的是，随着病例治疗的进行，很可能需要进行修改。为了符合复杂的3D手术空间，最好采用薄的筋膜皮瓣。使用手工和机器人相结合的方法进行移植，可以最大限度地提高时间效率。一般来说，皮瓣首先由2或3条固定缝线支撑，其中一条缝线在舌骨周围颈部，以稳定皮瓣的最下端，并帮助实现水密密封。应先进行机器人嵌合，因为这样可以在直视下轻易地切除任何多余的皮瓣。由于缺乏触觉反馈，机器人打结具有挑战性，因此在嵌合过程中，替代缝线，如V-Loc带刺系统具有明显的优势，但V-Loc的吸收至少为90天。

11. 对福尔马林固定的石蜡包埋组织上确认的阳性边缘的处理 对于冰冻切片阴性，石蜡切片显示切缘阳性的患者，需要做出艰难的决定。对于这些患者，作者认为外科医生除了考虑重新切除外没有其他选择。在许多情况下，要精确地确定阳性切缘的部位实际上是不可能的，特别是在舌根再切除。在小的舌根ReRuNeR OPCs缺陷中，可重新切除整个肿瘤床。在其他情况下，作者认为唯一的选择是对整个肿瘤床进行开放性切除,并酌情重建。在所有这些情况下(前50例中的3例),在重新切除的瘤床中没有发现病理上的肿瘤,但这可能是反映了最小的肿瘤体积和处理过程中的采样问题。

术后护理

术后护理政策是基于患者术后的合并症和呼吸机支持的要求而制定。如果患者的合并症很重或需要呼吸机支持,这类患者会被送到重症监护室;其他患者则会被送回普通病房。疼痛管理是术后护理的一个重要组成,需要积极管理以协助康复。作者的 TORS 术后疼痛管理方案包括普瑞巴林,手术当天150mg,术后75mg每天两次,直到疼痛消退。此外,患者控制的镇痛剂使用24~48h,在剧烈疼痛时,根据需要给予吗啡。

康复

有资料显示,吞咽功能障碍仍然是头颈部恶性肿瘤患者术后12个月内首要关注点[30,31]。吞咽功能障碍在治疗后会持续多年[32],对一些患者来说,可以作为晚期并发症出现,在治疗后多年出现逐渐下降的情况[33]。对于 ReRuNeR HNC 患者有可能出现术前吞咽困难,这与他们以前的治疗有关,也有可能出现新的吞咽困难,这与疾病进展相关。吞咽困难与肺炎风险较高、口腔摄入较差、长期使用胃造口术、营养状况较差、体重减轻以及饮食的重大改变有关。吞咽困难造成饮食模式、社会活动以及随后的生活质量发生了重大改变[34]。即使在 ReRuNeR OPCs 的微创手术中,与传统的手术相比,也有更有利的功能结果的报道[12,35],吞咽困难的康复需要很长的时间[36]。因此,吞咽康复应该是治疗 ReRuNeR OPCs 患者的一个组成部分,并应包括在术前进行功能优化的预康复。术后立即治疗,并在术后数周和数月内进行长期康复。作者所在的中心根据临床经验和对现有的 HNC 吞咽困难管理文献的回顾,开发了一种康复模式(图14-7)。

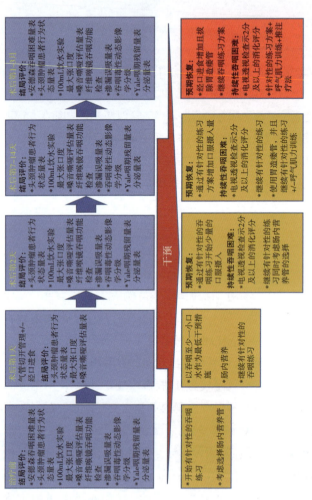

图 14-7 挽救性 TORS 后患者的康复途径

这个康复模型以前曾在吞咽困难研究学会（Dysphagia Research Society）上提出。

[摘自 Brady GC, Leigh-Doyle, L, Stephen, S., Roe J.W.G., Paleri, V. Functional Outcomes Following Transoral Robotic Surgery for Recurrent Head and Neck Cancer (HNC): A Prospective Observational Study. In: Dysphagia, ed. Dysphagia Research Society 27th Anniversary Annual Meeting., 2019;944-1018.]

作为知情同意过程的一部分,多维度的治疗前吞咽评估为有关功能结果的讨论提供了基础。彻底的评估还可以确定有针对性的康复目标,包括吞咽练习。基础线评估应包括一系列患者报告和临床医生报告,此外,还需要使用视频荧光镜和/或纤维内镜对吞咽功能进行仪器评估[36]。基础线评估也为术后围手术期和长期的非口服进食方法的决策提供参考。在作者所在的中心,术中常规放置鼻胃管;然而,根据基线吞咽功能,一些患者可能需要在手术前放置胃造口管。如果患者没有遵循预期的恢复轨迹(图 14-7),在术后 14 天进行从鼻胃管到胃造口术的转换。

必须使用包括有针对性的吞咽练习在内的一系列康复方法(图 14-7)。更多的新方法也被使用,包括呼气肌力训练(EMST)和密集的训练营式干预。康复计划必须是一个以患者为中心的过程,针对个人需求,反复测量结果,允许根据需要对计划进行反应性修改[37]。

结果

作者所在团队对接受 TORS 治疗的 HNC 患者的生存数据和功能结果的研究进行了系统回顾和 meta 分析。在确定的 811 份记录中,有 8 份符合纳入条件,涵盖 165 个病例(1~64 岁)。男性居多,平均年龄约为 60 岁。几乎所有的病例都是鳞状细胞癌,但 HPV 比率的报告并不一致。大多数病例是早期疾病,rT_0~T_2 和 rN_0~N_{2b}。汇总的游离皮瓣率为 0.9%(4 项研究;范围 0.0~14.3;95% CI,0.0~6.8;I^2 63.7%;P=0.04)。

并发症

荟萃分析显示,4 项研究的术后出血率为 9.2%(范围为 3.3%~13.3%),术后咽喉皮肤瘘的总体发生率为 0.6%(4 项研究,范围为 0.0%~3.3%)。

切缘

除一项研究外,所有研究都报告了阳性切缘发生率,其中5项研究还报告了近切缘发生率。总体的阳性切缘率为18.2%(4项研究,范围为6.7%~33.3%)。总体的近切缘率(不包括阳性边缘)为25.7%(3项研究,范围为6.7%~52.9%)。4项研究报告了定义接近切缘的标准,范围为2~5mm,只有1项研究报告了用于考虑阳性切缘的标准。

肿瘤学结果

肿瘤学结果的汇总数据(图14-8)如下:2年总生存率为73.1%(4项研究;范围64.7~75.0;95% CI,64.6~80.9;I^2 0.0%;P=0.9),2年无病生存率为75.3%(4项研究;范围60.0~92.0;95% CI,65.2~84.2;I^2 22.9%;P=0.3)。

功能结果

系统综述中只提供了代用功能结果。3项研究的围手术期胃造瘘率为25.0%(范围16.7~35.9),围手术期气管切开率为22.3%(3项研究;范围21.9~23.5)。尽管原文资料中没有明确定义长期随访的具体时间,但一些长期功能结果是可以获取的。汇总的长期胃造瘘发生率为5.0%(4项研究;范围0.0~20.0%),汇总的长期气管造瘘发生率为1.9%(2项研究;范围0.0~10.0%)。这表明在更长随访期内,绝大多数患者可以在不需插管的情况下进食,并可以拔除气管插管。

为了提供更细化的数据,作者介绍了他们中心的功能结果。2017年12月至2019年8月,30名患者(4名女性)接受了TORS治疗ReRuNeR。先前的治疗包括放疗(n=28)和手术后放射治疗(n=2)。中位年龄为60岁(范围37~82岁)。患者有口咽(n=29)和下咽(n=2)的局部复发/残余疾病。有8名患者需要进行TORS辅助皮瓣重建。

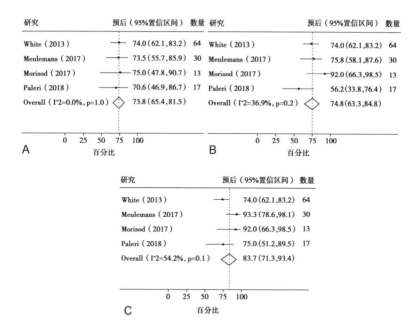

图 14-8 挽救性 TORS 术后患者生存数据汇总
A. 总体生存；B. 无病生存；C. 疾病特异度生存。

(摘自：Hardman J,Liu Z,Brady G et al. Transoral robotic surgery for recurrent cancers of the upper aerodigestive tract-systematic review and meta-analysis. Head Neck,2020,42：1089-1104.)

25 名患者进行了气管切开。拔管的中位时间为 11 天（范围 4~27 天）。术前和手术后使用胃造瘘的情况如下。术前 6 例（$n=30$）；3 个月 15 例（$n=30$）；6 个月 7 例（$n=16$ 名可评估的患者）；以及手术后 12 个月 4 例（$n=10$ 名可评估患者）。住院时间的中位数为 14 天（范围为 1~30 天）。进一步的客观和患者报告的结果测量，包括 MD 安德森吞咽困难量表（MD Anderson Dysphagia Inventory，MDADI）（Chen and colleagues,2001）[38]，头颈恶性肿瘤患者正常进食性功能量表（Performance Status Scale for Head and Neck Cancer Patients Normalcy of Diet,PSS-HN）（List and colleagues,1990）[39]，最大张口度（表 14-1）。

表14-1 单中心功能预后评估

评估项目	基线	术后		
		3个月后	6个月后	12个月后
平均PSS-HN正常饮食评分	69.3（95% CI 为 62.0~76.7，n=30）	39.3（95% CI 为 29.9~48.7，n=29）	51.2（95% CI 为 37.6~68.4，n=17）	51.1（95% CI 为 30.1~72.1，n=9）
平均MDADI总分	74.6（95% CI 为 68~81.2，n=24）	45.6（95% CI 为 32.7~58.5，n=12）	59.5（95% CI 为 46.3~72.7，n=11）	61.8（95% CI 为 34.7~88.9，n=6）
中位最大张口度/mm	38.5（20~55，n=26）	26.5（10~43，n=22）	31（10~50，n=9）	

注：PSS-HN. 头颈肿瘤患者行为状态量表；MDADI. 安德森吞咽困难量表。

未来趋势

挽救性TORS后修改切缘很困难。所以在手术时评估切缘，修改切除范围是避免这种困境的关键。冰冻切片与取样和随后的结果之间存在不可避免的延迟，因为内镜和切面的复杂性，可能导致任何阳性结果难以与切除的精确位置联系起来。基于这种情况，未来的方向可能是对切缘的实时评估。有几种选择已经显示出这方面的前景。快速蒸发电离质谱法，即分析电烧仪器所切割区域的羽流，已显示出前景，并且是在实验室环境中得到有力验证的一种选择[40]。作者对74名患者的速冻样本和1 051次观察的工作提供了以下诊断功效指标：特异度为98.47%；灵敏度为97.78%；阳性预测值为97.4%；和阴性预测值为98.4%。这项创新技术将大大增加术中对切缘充分性的信心。

虽然免疫治疗与传统化疗相比,对不可切除的非转移性癌症已显示出成效[41],但手术仍然是唯一的治愈选择。目前还没有针对性的非手术治疗方法。最近的一项前瞻性试验评估了建立在下一代测序平台上的定制基因集对复发性或转移性头颈部鳞状细胞癌患者的临床益处,提供给临床医生作为治疗决策的参考,结果发现基因测序结果并未给患者带来益处[42]。临床试验研究结果显示似乎是将免疫疗法与可手术救治相结合。(ClinicalTrials.gov Identifier:NCT03565783)

讨论

TORS 显然被证明是一种可接受的复发性头颈部癌症的治疗方式,其效果与开放性手术[2]和经口激光手术[43,44]相当。然而,必须仔细解释与这些结果相关的注意事项;对于那些被提供 TORS 的人来说,存在着选择偏差。这种偏差主要涉及两个因素:①与大肿瘤相对比,仅侵犯 1 个区域的较小的肿瘤(接近 90%);②与 HPV 阴性头颈鳞状细胞癌相比,HPV 阳性复发率小以及合并症较少[45]。而且,HPV 阳性的头颈鳞状细胞癌患者可以保留更多的呼吸系统结构,并耐受大范围的经口手术,因此吞咽功能更好。作者希望在即将进行的国际个体患者数据荟萃分析中对这些方面有更清晰的认识。(IRAS 268830,RMHCCR5156)

TORS 只是 ReRuNeR OPCs 患者可用的一种治疗方式。虽然经口激光显微手术(TLM)治疗 ReRuNeR OPCs 不能被完全否定,但根据作者的经验,TLM 仅适用于切除最小的扁桃体癌。术中成像和皮瓣移植是 TORS 切除术所特有的,扩大了经口手术的患者基础。

随着外科医生的实践和经验的发展,适合 TORS 患者群体也会扩大。作者强调,在对 ReRuNeR 癌进行 TORS 手术之前,需要进行多学科讨论,从外科、肿瘤学和功能恢复的角度,以确保患者可以最大获益。在开展这项治疗时需要了解术后并发症的情况和长期康复的结果与原发人群有明显不同。

　　作者的住院数据可能被来自该地区以外的患者所歪曲；只有满足以下标准才能出院（而不是临时去较近的医院）：①已经完成气管切开术；②疼痛得到良好控制；③通过口服和/或适当的鼻饲满足营养需求；④鼻饲管的护理支持到位以解决喂食管和任何社会护理问题。然而作者以前的单中心数据显示，如果患者在当地中心接受治疗住院时间不超过一周，上述标准不适用[13]。

声明：V. Paleri 是 Intuitive Surgical 公司 Si 和 Xi 系统的监管医师。

扫一扫二维码
查阅参考文献

经口机器人手术的并发症

Rosh K.V. Sethi, MD, MPH, Michelle M. Chen, MD, MHS, Kelly M. Malloy, MD*

黄强 吴春萍 陶磊 译

关键词

- TORS
- 经口机器人手术
- TORS 并发症

要点

- 经口机器人手术（TORS）与几个重要的并发症有关，包括术后出血、吞咽困难和周围结构的损伤，包括神经和黏膜表面。
- 外科医生必须预测和识别并发症，并识别可能存在较高风险的患者。
- 应采用适当的术前计划和术中风险降低策略，以确保患者安全并防止意外并发症。

引言

  微创经口机器人手术（TORS）使治疗多种头颈部疾病的方法现代化，包括难以暴露的口咽肿瘤。TORS 使外科医生能够为患者提供微创的手术入路，并提供术中改进的可视化、增强关节运动和加快恢复速度。然而，与任何新技术一样，存在固有的风险和并发症。随着

---

* 通信作者
  邮件地址：kellymal@med.umich.edu
  推特：@dockellym（K.M.M.）

TORS 的广泛使用,各类风险和并发症越来越多。在某些情况下,与严重出血相关的并发症可能是灾难性的。而其他的并发症,如舌头和嘴唇损伤,则是轻微的。谨慎的做法是了解 TORS 可能发生的并发症以及如何预测和管理它们。本文总结了主要和次要并发症,包括预防和管理的讨论。

讨论

术后出血

术后出血是 TORS 后最常见的并发症[1,2]。它可能是由于主要动脉分支的大出血、过早的瘢痕脱落、黏膜撕裂或术腔损伤而发生的。术后出血的严重程度可以从口腔分泌物中的轻微血丝到严重出血,在某些情况下,可能会导致危及生命的心肺功能损害甚至死亡。无论严重程度如何,由于出血部位的特殊性和需要医务人员具备一定的专业知识,这都是一种难以处理的令人恐惧的并发症。

随着 TORS 病例数量的增加和手术适应证的不断发展,外科医生能够更好地了解与术后出血相关的并发症发生率。梅奥诊所(Mayo Clinic)的研究人员于 2013 年开发了一个描述术后出血严重程度的分类系统,并帮助围绕该主题展开讨论[3]。值得注意的是,它包括描述出血量和处理方案的描述。尽管尚未被普遍采用,但它可能有助于构建未来的讨论并协助学术研究命名。

据报道,TORS 术后出血率总体而言为 1.5%~18.5%[1,3-13]。相比之下,成人扁桃体切除术后出血发生率估计为 4.8%[14]。许多引用的研究基于单一机构,所以很难评估总体趋势。Zenga 等[16]使用全州数据库查询了多个州的 500 多例 TORS 病例,发现 8% 的患者出现术后出血。患者通常在术后 6~14d 出现出血,大多数(高达 83.6%)出血事件发生在手术后 2 周内[3,15,16]。

大出血或重度出血很少见,据报道发生率为 1.7%~16.5%[3,13,15,17]。在 Pollei 等的 906 名患者的回顾性队列研究中[3],报告了 5.4% 的病例术后大出血,1.8% 的病例出现严重的术后出血。Kubik 等[15]报告大出血率为 2.2%,重度出血率为 3.7%。Hay 等[13]报告的大出血率为 3.3%,重度出血率为 1.6%。

TORS 后死亡极为罕见,据报道发生率为 0.3%~0.7%[1,18];然而,当它确实发生时,通常归因于严重的术后出血[5]。在一项针对 TORS 提供者的调查研究中报告的 7 例 TORS 后死亡病例中,4 例归因于严重的术后出血[1]。

最近的研究试图确定与术后出血相关的危险因素。在 Kubik 等的一项单机构研究中[15],放射治疗史、已知原发性肿瘤的 TORS(与未知原发性检查相比)以及缺乏经颈动脉结扎与大/严重出血风险增加显著相关。其他风险因素可能包括复发性肿瘤、肿瘤位置(例如扁桃体)、合并症和抗凝治疗[1,3,8,17]。

术后出血率的变异性可能与手术量有关。根据 2013 年一项由 45 名接受过 TORS 培训的外科医生报告的 2015 年手术调查研究显示,随着 TORS 手术病例数减少,可能存在出血风险增加的趋势;然而,这没有统计学意义[1]。其他组也报告了类似的发现[19]。一般而言,大手术量的外科医生(>50 例)的总体并发症发生率较低[1]。对与 TORS 手术相关的解剖结构的全面了解被认为是安全有效的 TORS 所必需的。

在手术室中实现充分止血对于预防 TORS 出血至关重要。尽管几乎所有 TORS 程序都使用烧灼,但识别和结扎大血管很重要。结扎可以使用止血夹完成,这已被证明对于直径大于 0.5~1mm 的血管是有效和安全的[20]。

多项研究表明,预防性经颈动脉结扎可显著减轻术后出血的严重程度。一项针对 619 名患者的荟萃分析显示,尽管总体出血率没有变化,但大出血和严重出血事件的风险显著降低[21]。这一发现与其他单中心数据一致[15]。虽然目前对于 TORS 术中预防性行颈动脉结扎的做法尚未达成共识;然而大多数学者还是建议这样做。对于未同时进行颈部淋巴结清扫术的患者,可考虑预防性气管切开以保护气道。

在大多数情况下,患者需要进行手术探查止血。根据之前的单中心和多中心数据,无论严重程度如何,二次手术止血发生率高达71%[15]。术后探查止血通常不需要使用机器人。先前的研究表明,使用常规的带吸引的单极电铲足够控制出血[6]。对于前兆出血患者,大多数研究人员主张至少观察1晚[19]。在严重出血的情况下,可能需要在手术室经颈结扎血管、紧急气管切开或血管内控制出血。然而,大多数术后出血是在手术室通过经口途径处理的[1]。

吞咽困难

吞咽困难是口咽癌患者在治疗期间和治疗后最常见的功能并发症[22]。与其他治疗毒性相比,吞咽困难与总体生活质量评分的相关性最强,即使它是轻微的[23]。一项对1 729名口咽癌幸存者的调查发现,15.5%的人对他们的癌症治疗表现出中度至高度的决定性后悔,吞咽困难是决定性后悔的最强烈驱动因素之一[24]。此外,患者报告的吞咽困难已被证明与吸入性肺炎风险增加相关[25]。几乎所有TORS患者都自我报告有某种程度的吞咽困难,然而在早期患者中,大约92%的患者在出院时开始口服摄入,98%的患者在术后1个月时开始进食[26]。当使用功能状态评分(Performance Status Scale)随着时间的推移评估饮食结果时,Leonhardt 等[27]表明饮食评分从治疗前平均96.05分下降到治疗后6个月时的74.44分($P<0.001$),但随后在12个月左右恢复到基线。

衡量功能性吞咽困难程度的另一个客观指标是胃造瘘率。在接受非手术治疗的口咽癌患者中,约62%接受了胃造瘘[28]。关于胃造瘘依赖,22.8%的患者在6个月时仍然依赖,8.9%的患者在12个月时仍然依赖[28]。对于TORS患者,3%~39%的患者在围手术期放置了鼻饲管;然而,0~9.5%的患者有慢性胃造瘘依赖症[1,27,29-34]。然而,很难进行直接比较,因为TORS研究中与原发性放化疗患者相比,晚期疾病患者的比例往往较小。此外,很大一部分TORS患者也接受了辅助治疗。

几项研究试图比较原发性 TORS 与原发性放射治疗后的功能结果。Hutcheson 等[35]回顾了 257 名接受 TORS 或放射治疗的口咽癌患者,结果显示 22.7% 的患者术后出现中度至重度吞咽困难(动态吞咽毒性影像等级≥2 级),但在治疗后 3~6 个月时下降至 6.7%。持续的中度至重度吞咽困难的程度与放疗组没有显著差异[35]。ORATOR 试验是第一个旨在比较放疗与 TORS 切除和颈部淋巴结清扫术的随机对照试验,主要终点为 1 年后吞咽质量[36]。该试验显示,放疗组 1 年的平均 MD 安德森吞咽困难量表(MD Anderson Dysphagia Inventory,MDADI)评分为 86.9,而 TORS 和颈部淋巴结清扫组为 80.1($P=0.042$),但差异未达到临床统计学意义[36]。

术后吞咽功能障碍的预测因素包括 T 分期、淋巴结分期、舌根位置和辅助治疗。T_3~T_4 肿瘤、当前吸烟者和同步放化疗的患者更可能有胃造瘘依赖[28]。相比之下,转移淋巴结增多是 MDADI 预后较差的预测因素[34]。

神经损伤

神经损伤率很低,可由于手术技术造成,或者由于舌头受压造成的舌神经麻痹。一项由 45 名接受过 TORS 培训的外科医生进行的 2015 年手术调查报告显示,意外舌神经损伤率为 0.6%,暂时性舌下神经损伤率为 0.9%,永久性舌下神经损伤率为 0.1%[1]。

黏膜、角膜和牙齿损伤

虽然出血是最常见的并发症,但其他并发症可能包括对手术部位周围的牙齿、嘴唇、角膜或邻近黏膜表面的损伤[1]。外科医生在对接机器人时必须小心,并且他们的助手必须监测意外情况与周围结构的碰撞。很少有研究对这些类型的伤害进行分类;然而,一些研究表明这是罕见的事件[4]。早期实验故意伤害人类尸体,而现在 TORS

手术需要重新建立早期安全指标[37]。尽管如此,多位研究人员主张对牙齿、嘴唇进行充分保护,而眼睛是必不可少的。采用热塑性鼻夹板材料的成本效益高的定制牙科护具,以及市售的黏合剂安全镜,都是最近引入的一些创新产品[1,37,38]。

死亡率

在对经口一侧口咽切除术安全性的初步研究中,Holsinger 等[39]显示术后即刻死亡率为 2.6%。一些国家和机构的研究已经评估了 TORS 切除口咽病变后的死亡率,发现死亡率很低[2]。对 2010—2013 年在美国接受治疗的 305 名 TORS 患者的回顾显示术后 30 天死亡率为 0.7%[18]。对于向美国食品药品监督管理局报告的死亡,从 2009—2015 年,全国死亡率约为 0.3%[2]。Aubry 等[17]对 2009—2014 年接受治疗的 178 名 TORS 患者进行了一项机构研究,结果显示术后死亡率为 1.1%。

总结

TORS 是一种有价值的手术工具,它为临床医生评估和管理头颈部手术中复杂疾病的方式带来了重大创新。然而,随着其日益广泛的使用,临床医生也对其固有的风险状况和相关并发症有了宝贵的见解。本文总结了主要和次要并发症,并讨论了预防和处理措施。由于这种新型手术工具继续在日常临床工作中实施,因此必须继续调查和讨论术后并发症。

临床护理要点

最常见的并发症是术后出血,据报道发病率在 1.5%~18.5%。虽然吞咽困难是一种常见的功能性并发症,但大多数患者都可以在术后 12 个月内适应正常饮食并恢复功能。

总的来说，TORS 是一种安全的手术；然而，死亡事件的报告通常由术后严重出血引起。外科医生应谨慎行事。通过确保足够的手术知识，在需要时考虑经颈动脉结扎术，并使用安全的手术技术，预测潜在的并发症。

声明：作者没有其他需公开的信息。

扫一扫二维码
查阅参考文献

经口机器人手术对口咽癌术后生活质量的影响

Christopher M.K.L. Yao, MD[a], Katherine A. Hutcheson, PhD[*]

张一帆　吴春萍　译

关键词

- 生活质量
- 功能结果
- PROMs

要点

- 了解经口机器人手术（TORS）对患者生活质量的影响，需要考虑功能结果以及基于各种症状的情感、心理和社会结构。
- 患者认为吞咽是除了治愈和生存外最重要的功能。为了完全了解患者的吞咽功能，我们需要研究他们的经口摄入量、鼻饲管依赖和身体器官的损伤（通过透视或内镜检查），以及患者问卷调查。
- 肿瘤体积、晚期T分期和辅助治疗是TORS术后吞咽功能恶化的主要预测因素。

引言

随着人乳头状瘤病毒（HPV）相关口咽鳞状细胞癌（HPV-related oropharyngeal squamous cell carcinomas, HPV-OPSCC）生存率的提高，

---

[*] 通信作者
电子邮件地址：kellymal@med.umich.edu

评估的重点逐渐从患者的治疗策略和临床结果转向他们的生活质量（quality of life，QOL）。生活质量是包含一个人的身体、心理和社会健康的与特定疾病相关的多方面问题[1]。它让临床医生深入了解患者的病情，了解疾病或治疗对他们的生活产生的影响。尽管临床医生和患者的看法可能存在显著差异，但使用多种生活质量工具，并将其作为主要或次要结果纳入临床试验有助于决策过程和比较预期治疗结果。因此，临床医生越来越需要了解生活质量的评估内容、评估方式以及 QOL 数据如何应用于临床。事实上，应用 QOL 结果可能最具挑战性，因为对于 QOL 评估在临床决策中应该占多少权重仍存在相当大的主观性并缺乏相应的指南。考虑以下情况尤其如此：①患者的适应能力随着时间推移发生变化，患者在短期内的体验（最容易和最经常评估的）可能随着长期结果的清晰化而变得不那么相关；②对于未治疗癌症的幸存患者，QOL 测量值是加权的；③目前几乎没有共同认定的分析和报告标准[2]。

QOL 在讨论 HPV-OPSCC 时尤为重要。大多数患者在接受治疗后反应良好，分析每种治疗方式如何影响患者感知的健康状况和幸福感对于决定最佳治疗方式十分重要。为了充分了解经口机器人手术后哪些结局是重要的，我们需要首先了解 HPV-OPSCC 患者的优先事项和偏好。

口咽癌患者的优先考虑事项

在最近的一项前瞻性试验中，患者在治疗前后完成了调查问卷，研究让 HPV-OPSCC 患者对他们的治疗目标进行排序。无论在治疗前后，患者都将吞咽和生存列为他们最优先考虑的两个目标[3]。此外，治疗结束后，一部分患者将口腔湿润列为前 3 位优先考虑之内。此项研究突显了吞咽功能结果对这类患者的重要性，除此之外，口干对患者也有较严重的损害影响，严重到足以随着时间推移和新症状出现而改变他们的优先排序。

评估功能结果

与患者的生活质量密切相关的是他们的功能结果。对于口咽癌患者，吞咽机制可能受到癌症本身或癌症治疗的影响。对功能结果的研究包括各种指标，例如饲管的使用、摄入食物的稠度、误吸风险、吞咽效率以及患者报告的吞咽结果。

根据指南和专家共识对预防性放置的不同意见，通过鼻胃（NG）或胃造口术（G）放置的围手术期饲管的使用差异很大（分别为 3%~100% 和 18%~39%）[4-7]。虽然围手术期 NG 管放置的时间从 2~13d 不等，但短期 G 管放置至少 3 个月，通常用于辅助治疗期[8]。不应轻易做出放置 G 管的决定。G 管放置是一种侵入性操作，有发生严重并发症的风险，并且由于泄漏、污染、干扰亲密关系和家庭生活，会对患者和护理人员的生活质量产生巨大影响。它甚至被认为是最严重的治疗负担之一[9-12]。此外，一项系统评价表明，胃造瘘途径实际上可能会产生意想不到的后果，在接受预防性 G 管置入的患者中，有更大比例的患者有吞咽困难，甚至长期如此[13]。对于以手术为主的治疗，长期依赖胃造瘘管（定义为 1 年以上）的比率在 0% 至 10.3% 之间，老年、开放式手术方式、切除舌体 25% 以上、晚期 T 期已被证实是长期依赖胃造瘘管的显著预测因子[14,15]。值得注意的是，在一个队列中，接受 TORS 后辅助治疗的患者中 10.3% 有 G 管依赖，而仅接受 TORS 的患者中相应的比例为 0.0%。最近的一些研究也反映了相似的比例，对于需要辅助治疗的晚期疾病患者，长期管饲依赖的比例从 6%~18.8% 不等[16,17]。长期饲管依赖无疑与辅助治疗有关，其中 25%~35% 的患者在放化疗后依赖经皮内镜胃造口术（percutaneous endoscopic gastrostomy，PEG）管，2 年后依赖率为 10%[8]。

然而，饲管的存在与否并不能完全说明患者的吞咽功能。为了进一步描述患者的能力，了解饲管使用的性质很重要，例如患者使用饲管的频率以及来自肠外营养的营养摄入百分比。患者的经口摄入,包括经口摄入的时间,以及摄入食物的一致性,可进一步了解功能状态。从误吸和伤口污染的角度来看,手术后开始经口摄入与吞咽的安全性密切相关。除了吞咽能力和切口愈合外,经口摄入的时间往往也反映了患者的整体状况,包括任何潜在的并发症及其疼痛控制。话虽如此,大多数病例研究表明,对于早期肿瘤,经口摄入饮食在TORS后的术后第一天就开始,根据肿瘤分期不同,开始时间在术后1~4周不等[6,18,19]。最近,在1项前瞻性试验中,92%的术后患者在出院时开始经口饮食,98%的患者在术后1个月开始口服饮食,其中许多患者需要采取辅助措施才能做到这一点[20]。

除了饲管的存在,气管切开也是早期研究中常见的临床措施。随着外科医生在TORS方面的经验越来越丰富,手术时气管切开率从0%~3.5%不等,其中,永久性气管造口极为罕见(0.5%)[8,21]。除了最近发表的ORATOR试验结果外[22],最近的报告仍显示气管插管的低比率更常见于并发症发生的情况下[23]。术后体重减轻是另一个重要的功能指标。据报道,平均体重的损失约为4.1%,主要发生在术后第1~7d[20]。此外,病例对照分析显示,与非手术治疗患者相比,接受手术治疗的患者在治疗后90d内出现超过体重5%~10%的3级体重减轻(根据不良事件的通用术语标准)的可能性较小[24]。

吞咽的其他临床评估包括临床医生评定的功能量表,例如头颈癌患者体能状态量表(Performance Status Scale for Head and Neck Cancer Patients,PSS-HN)和吞咽功能结果评分(Functional Outcomes Swallowing Score,FOSS)以及患者报告结果(patient-reported outcome,PRO)问卷,例如吞咽筛查量表(Eating Assessment Tool,EAT-10)、MD Anderson吞咽困难量表(MD Anderson Dysphagia Inventory,MDADI)、癌症治疗功能评价系统(Functional Assessment Of Cancer Therapy,FACT)和悉尼吞咽问卷(Sydney Swallow Questionnaire,SSQ)[25-29]。虽然有几个PRO测量工具可以同时评估这两种功能和QOL结果,但后3种工具在头颈癌患者中得到了更广泛的使用和验证。

PSS-HN问卷的优势在于它以0到100的量表评估饮食的正常性,

并估计患者对液体(10)到干性食物(60)的各种稠度食物的耐受能力。虽然它是一种由临床医生测量使用的工具,但它探索了患者在公共场合进食的舒适度,并估计了他们的语言理解能力。当 PSS-HN 工具用于 TORS 患者时,饮食评分的正常性得分从术前不受限制的固体食物饮食($96.1±17.0$)在 2~6 个月中下降到 25~75 分,然后在 1 年左右回到基线[5,7]。另一个由临床医生评定的量表,FOSS,根据临床医生评定的 5 个阶段的量表区分患者,量表范围从 0 级——无症状、功能正常,到 5 级——全部非口服营养[29]。在一个连续评估的病例中,TORS 前和 TORS 后 1 个月间隔的 FOSS 分数中位数为 1,这表明代偿了异常吞咽功能。具有正常 pre-TORS FOSS 的患者通常会在 1 个月后恢复到 0 级[6]。

EAT-10 问卷是一项包含 10 个问题的李克特式 PRO 调查,量化了各种吞咽困难症状,尽管它主要用于评估影响吞咽的神经或良性疾病,但最近已被证实与近期治疗的头颈癌患者的不安全吞咽,及纤维内镜评估的吞咽残留有关[30-32]。在两项关于术后(TORS 伴或不伴辅助治疗)患者的前瞻性研究中采用了 EAT-10 问卷。一项研究聚焦于术后第 1 个月吞咽的变化,发现在术后第 1~7 天 EAT-10 评分显著增加,但在术后 30 天开始下降[20]。当在接受 TORS 后辅助治疗的前瞻性队列患者中使用 EAT-10 时,发现评分在术后显著恶化后改善,但在 6~12 个月仍低于基线水平,而仅接受 TORS 的患者 12 个月后与基线评分没有差异。然而,这与同一研究中使用的头颈部特定生活质量饮食亚量表形成对比,在 12 个月后,单纯 TORS 的亚组继续存在差异,这表明 EAT-10 可能对手术人群的变化不那么敏感。

MDADI 是一份自我管理的 20 项问卷,探索了吞咽相关生活质量的 4 个领域,包括总体、情感、功能和身体亚量表,得分高代表更好的日常功能和生活质量[27]。在使用 MDADI 工具的几项研究中,术后一年的综合得分为 65.2~78[4,18,33]。此外,长时间饲管、高 T 分期肿瘤、有并发症的患者术后 MDADI 评分较差。最近,FACT 工具和 SSQ 与 MDADI 进行了比较,结果显示,FACT-头颈部癌症特异度问卷可能与

MDADI 收集的信息有重叠[28]。

仪器吞咽评估

虽然之前讨论的量表和问卷为我们提供了可评估的吞咽功能障碍，但功能障碍的确切原因仍不清楚。在 TORS 术后，从放射学或内镜下吞咽评估中获得的更客观的数据并不多。在临床上，语言病理学家通过纤维内镜吞咽功能检查（fiberoptic endoscopic evaluation of swallowing, FEES）和改良吞钡试验（modified barium swallow, MBS）来描述口咽吞咽功能障碍[34,35]。两种检查可提供互补信息。FEES 可直接观察吞咽的咽部阶段，包括分泌物处理能力，尽管吞咽食糜时视野可能会丢失[36]，如图 16-1 所示。FEES 可清楚观察 TORS 术后创面情况、吞咽功能障碍的部位，以及吞咽和非吞咽任务期间的咽部挛缩和软腭功能。MBS 可检查食糜通过吞咽结构周围的流动情况，如图 16-2 所示，在检测吸入时可能更敏感，但这一检查需要暴露在电离辐射下[37,38]。MBS 可用于吞咽的口腔期、咽期和食管期的动态观察，并为描述吞咽困难的病理生理学提供更多定量参数。

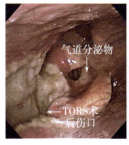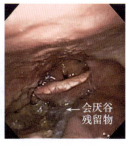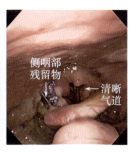

图 16-1　吞咽的纤维内镜评估（FEES）

$T_2N_1M_0$（AJCC 第 8 版）TORS 术后 2 周 FEES：右舌根部 HPV 相关鳞状细胞癌，并延伸至舌乳头褶。内镜检查（左图）显示舌根部和咽部侧面的切除伤口。药丸试验后，会厌谷残留物（中间图像）和侧咽部残留物（右图）明显，同时喉部气道清晰，反映出吞咽困难导致药丸清除效率低下，但吞咽安全。

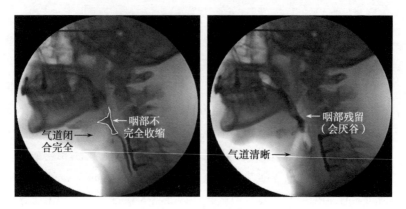

图 16-2　改良吞钡试验（modified barium swallow，MBS）研究
$T_1N_{2b}M_0$（AJCC 第 7 版）TORS 后 4 周 MBS：右侧扁桃体 HPV 相关鳞状细胞癌。电视透视吞咽检查显示吞咽高峰期咽部括约肌收缩不完全和气道完全闭合（左图），吞咽后梨状窝残留，气道通畅（右图）。表现为溃疡清除功能较差的轻度吞咽困难，但气道保护功能完整。

为了更广泛地交流 MBS 的结果，研究者开发了吞咽毒性动态成像分级（dynamic imaging grade of swallowing toxicity，DIGEST）方法，该方法将 MBS 衍生的评估转化为通用毒性分级，与肿瘤学中常用的不良事件通用术语标准（common terminology criteria for adverse events，CTCAE）框架相一致[39]。分数反映了吞咽的安全性和效率，其依据是喉部穿透/吸气评分和咽部残渣的模式和相互作用。该方法最近被用于一项前瞻性的口咽癌患者队列的报告，这些患者接受了一次手术治疗，证实了术后吞咽功能急剧恶化（TORS 术后 3 周中度至重度吞咽困难的发生率均有 23%），肿瘤体积越大的患者可能预示着吞咽功能的恶化[40]。在 TORS 术后 3~6 个月，患者的吞咽功能大多得到改善，尽管许多患者的吞咽功能仍低于基线水平，需要辅助放疗或放化疗的患者中，有高达 13.6% 和 13.3% 的患者 DIGEST 分级大于或等于 2，反映出中度至重度吞咽困难。

生活质量

功能结果提供了一个晴雨表，来体现患者可以进行某项活动的程度，而没有考虑患者可能对该活动赋予的情感和心理重要性。然而，患者的生活质量不仅限于身体方面，还包括情感、功能和社交方面。为了评估患者的生活质量，研究者开发了大量的一般和头颈特定问卷，包括 MD 安德森头颈症状量表（MD Anderson Symptom Inventory Head and Neck, MDASI-HN）、华盛顿大学生活质量量表（University of Washington QoL, UWQOL）、癌症治疗头颈功能评估（Functional Assessment of Cancer Therapy-Head And Neck, FACT-H&N）、头颈癌症量表（Head and Neck Cancer Inventory）、密歇根头颈生活质量量表（Michigan Head and Neck Quality of Life Instrument）、欧洲癌症核心研究和治疗组织（European Organization for Research and Treatment of Cancer Core, EORTC）QLQ-C30 和 QLQ-H&N35、SF-8、SF36 和健康效用指数量表 3（Health Utilities Index Mark 3, HUI3）等最近的结构化综述概述了头颈癌和口咽癌中最常用的调查问卷，根据发表的数量来衡量，EORTC QLQ-C30/HN-35、UW-QOL 和 MDADI 应用最为广泛[41,42]。随着 QOL 量表的大量出现，国家癌症研究所负责评估各种工具及其在多中心临床试验中使用的适用性。他们发现大多数工具都能充分评估患者的生活质量，具有较高的信度和效度，并呼吁在临床试验中使用这些工具时要更加标准化[43]。虽然深入研究每一种工具超出了本文的范围，但作者强调了那些专门用于评估 OPSCC 患者的工具。

EORTC QLQ-C30/HN35 是更详细的工具之一，包含两个模块，一个为包含 30 个问题的癌症特异度模块，另一个为额外 35 个问题的头颈部癌症特异度模块（即吞咽、感觉、语言和社交饮食）。完成每一个模块大约需要 7min，每个模块都被标准化为 0~100 分，更高的分数反映更好的功能[44]，但更高的症状得分表示更严重的症状，5~10 分的变化反映了临床上较显著的变化[45]。在一项对口咽癌患者的横断面调查中,治疗后的生存中位数为 67 个月,与接受放疗的患者相比,单独接受手术治疗的患者在口干、牙齿问题和其他感觉方面的问题较少[46]。

UWQOL 问卷是从外科角度开发的,有 15 个问题,包括 3 个通用项目和 12 个领域项目,汇总为 0(较差)~100(最好)之间的一个综合得分[47]。6~7 分的差异表明有显著的临床变化[48]。UWQOL 已在 4 项研究中使用[49-52],证实那些仅接受手术治疗的患者在手术后 1 年有更好的生活质量指数,特别是在吞咽和饮食领域,并且没有患者在 1 个月后症状进一步恶化。事实上,多达 74% 的手术患者报告吞咽能力"和以前一样好",而非手术组只有 32%,尽管这包括经口激光显微手术患者。

安德森症状评估量表-头颈模块(MDASI-HN),虽然不是一个质量控制工具,但它是一个多症状调查、量化症状负担的手段。MDASI-HN 评估了 11 个头颈部癌症特定项目(如窒息、味觉)的症状严重程度,此外还有 13 个癌症症状(如疼痛、疲劳、睡眠)和 6 个干扰症状(如工作、关系)[53]。症状干扰评分被认为是生活质量的代替指标。该工具最近被用于描述手术治疗与非手术治疗的 OPSCC 患者的症状负担[54]。最初,在手术后,单独接受手术的患者在声音、窒息和麻木评分方面明显更差。6 个月后,两组患者的这些分数相似,相反,仅接受放射治疗的患者出现了更严重的口干、黏液和味觉障碍。对于接受单一治疗方式治疗的患者,在 6 个月时接受手术治疗的患者比接受放射治疗的患者有更好的 MDASI 评分。那么很明显,当患者可以单独接受手术治疗时,这为他们提供了最短的治疗时间和较短的治疗后副作用时间[55]。如果需要多模式治疗,手术组和非手术组之间似乎有类似的症状负担,尽管非手术组仍然有更严重的口干和味觉障碍。使用多症状工具,如 MDASI-HN,可以帮助描述不同治疗方式之间症状特征的权衡或区别。目前,尽管有研究表明某些辐射毒性可能在治疗数年后发生,但在生存期晚期的长期症状和生活质量研究尚缺乏相关文献[56,57]。

健康效能

生活质量的测量可以通过健康效用提炼成量化的状态。健康效用使用数字来反映个人在面对不确定性时对某一特定结果的重视程度,而经典的做法是通过各种面谈技术(如时间权衡法或标准博弈法)得出[58,59]。当这些访谈技术被用来评估健康人或专家是否更喜欢一种治疗时,健康受试者和专家都更喜欢单纯的 TORS 而不是放疗[60]。即使在增加了辅助放疗后,受试者在配对比较中仍然更喜欢手术而不是放化疗,但当三联疗法提出时则不是这样。这些工具可以进一步用于进行成本效用分析,以协助治疗决策。一项成本效用分析比较 TORS 与非手术治疗早期肿瘤的成本,发现 TORS 的成本节约了 1 366 美元,与非内镜治疗相比,增加了 0.25 个质量调整生命年[61]。

生活质量和功能结果的预测因素

在 OPSCC 的治疗中,TORS 提供了一种微创手术方法,比传统的开放手术方法具有更好的功能预后和生活质量预后[62]。此外,关于功能和生活质量的研究都同样表明,这两种结果的短期下降在 6~12 个月会恢复到接近基线的水平。然而,在 OPSCCs 的治疗中,不能单独考虑 TORS。70% 以上的患者将接受辅助放疗或放化疗[8]。随着辅助治疗的加入,报告显示在 3~6 个月时功能和生活质量结果显著下降,可能在 1 年内无法完全恢复[40,63]。

与只接受放化疗的患者相比,接受 TORS 治疗的患者在辅助治疗中接受的辐射剂量可能更低。已知辐射剂量有一个对数的剂量-毒性标度,收缩肌组织的灰度每增加一倍,发生至少 2 级吞咽困难的风险就增加 3.4%[64-66]。事实上,即使采用了三联疗法,也有报道称,接受手术治疗的患者在 12 个月时的生活质量评分比接受单独放化疗的患者更好[4,49,67]。即使按 T 分期和亚部位进行分层后,这一发现仍然具有重要意义,但必须谨慎解释,因为大多数系列都有选择偏差的问题。虽然承认这一点很重要,但当选择得当时,TORS 可能能够提供比初级非手术治疗更好的结果。

除了辅助治疗,晚期 T 分期也是术后吞咽结局的重要预测因素。肿瘤体积可以预测吞咽结果,肿瘤体积大于 9.35cm³ 的患者,除了 TORS 后立即出现持续的吞咽功能障碍外,更有可能出现更严重的基线吞咽功能障碍[40]。肿瘤较大的患者也更有可能采用 PEG 放置。

尽管有这些良好的结果,仍有报道显示,经口口咽病变切除后有严重的长时间吞咽困难的病例发生。一些病例报告表明,除了咽上收缩肌的损伤外,双侧舌咽神经损伤也可能是导致长期吞咽功能障碍的原因。

总结

TORS 为口咽癌患者提供了一种很好的手术方式,有可能将对患者功能和生活质量的负面影响降到最低。与非手术治疗方式相比,这一点尤其明显,研究表明,与放疗或放化疗相比,患者更容易从手术中恢复,而且在治疗得当的患者中,甚至在辅助治疗的情况下也是如此。功能和生活质量不佳的主要预测因素是较大的肿瘤和辅助治疗。因此,仔细选择患者,特别是那些早中期疾病的患者,可以获得最佳的功能和生活质量结果。

临床要点

- 患者认为吞咽是治愈和生存后最重要的功能[3]。为了充分了解患者的吞咽功能,除了患者-PRO 问卷外,还需要研究他们的口腔摄入量、鼻饲管依赖和身体损伤情况(通过视频透视或内镜吞咽研究)。
- TORS 术后患者吞咽功能会出现急性恶化,可在 3~6 个月后得到改善[20,40]。
- 肿瘤体积、晚期 T 分期和辅助治疗是 TORS 术后吞咽结果恶化的主要预测因素[8,40]。

声明：C.M.K.L. Yao 无任何利益关系需要披露。K.A. Hutcheson 博士承认获得了以下资助支持：国家牙齿和颅面骨研究所（National Institute of Dental and Craniofacial Research）、国家癌症研究所（National Cancer Institute）、病人中心化结果研究机构（Patient-Centered Outcomes Research Institute）以及 Charles and Daneen Stiefel 口咽癌研究基金（Charles and Daneen Stiefel Oropharynx Cancer Research Fund）。

扫一扫二维码查阅参考文献

机器人手术的成本考量

James Kenneth Byrd, MD*, Rebecca Paquin, MD, DMD

林瀚青　吴春萍　译

关键词

- TORS
- 经口
- 机器人
- 手术
- 耳鼻咽喉科
- 经济
- 成本

要点

- 经口机器人手术（transoral robotic surgery, TORS）正迅速成为一种更常用的治疗方法和诊断工具。
- 成本效益分析很复杂，应当包括对经济影响和健康状况影响的评估。
- 基于对目前的数据的分析表明，如果患者选择适当，TORS似乎是有成本效益的。

引言

机器人技术在各外科学科中的使用量稳步增长[1-3]。自机器人手术问世以来，其需求量显著增加，在2014年创造了超过30亿美元的市场价值，预计到2021年将超过200亿美元。达芬奇手术机器人是迄今商业上最成功的机器人手术平台[4]。截至2017年，美国5 500

---

* 通信作者
邮件地址：ken.byrd@augusta.edu

家医院中估计有 2 800 家拥有达芬奇机器人,每年全美国估计进行 644 000 次机器人手术[5]。

在十年多的时间里,头颈部机器人手术改变了头颈部良性和恶性疾病的治疗。在经口机器人手术(transoral robotic surgery,TORS)出现之前,口咽鳞状细胞癌(oropharyngeal squamous cell carcinoma,OPSCC)通常首选开放手术或放化疗(chemoradiotherapy,CRT),这些治疗方式会导致外观畸形、治疗毒性,并对口咽和喉的功能产生有害影响。在 2006 年,文献中首次描述将 TORS 作为舌根鳞状细胞癌的主要治疗方式;随后,美国食品药品监督管理局于 2009 年批准 TORS 用于头颈部良性和恶性疾病的治疗[6,7]。此后,TORS 已经发展成为一种可以保留患者最佳功能和长期生活质量的选择[3,8-11]。许多研究表明,TORS 是一种有效的肿瘤诊断和治疗工具[3,12-16]。然而,因为一些研究人员认为机器人技术会推高医疗成本,因此我们还必须考虑 TORS 对成本的影响以全面了解 TORS 的治疗结果[17]。外科手术的总支出预计将从 2005 年的 5 720 亿美元[占美国国内生产总值(gross domestic product,GDP)的 4.6%]增长到 2025 年的 9 120 亿美元(按照 2005 年的美元计算,占美国 GDP 的 7.3%)。在 2005 年至 2025 年期间,全美外科手术以及整体医疗支出预计将增长约 60%。这些趋势自二战以来就已经存在,增长的原因包括医疗和外科技术发展带来的丰厚回报、保险制度掩盖了医疗的真实成本、人口年龄的增长、防御性医疗行为、可用服务数量的增加,以及美国医疗系统所谓的"搭便车"访问权(提供给任何因紧急情况进入该系统的人)。美国的人均 GDP 增长相对平稳。基于这些假设,到 2025 年,外科医疗支出将占到整个美国经济的十四分之一[18]。

影响成本和测量的变量很多,因此医疗保健的经济评估很复杂。不同的机构、地区和国家之间,或是不同的分析角度(付款人、患者或社会),所得到的成本差异很大。此外,仅关注最低成本并不能很好地注意到诸如浪费时间、交通、儿童保育和其他因素所产生的间接成本。根据美国公共卫生局(US Public Health Service)在 20

世纪 90 年代中期召集的健康和医疗成本效益小组的意见,对医疗干预和技术的经济评估应同时分析医疗支出及其影响,最好是对健康状况的影响[19]。总体而言,Smith 和 Rudmik[20]于 2013 年发表在 *Otolaryngology-Head and Neck Surgery* 的一篇文章概述了成本收集和分析的原则和挑战。本文总结了目前关于头颈部机器人手术成本和成本-效益的文献。

讨论

迄今,很少有文章客观地分析头颈部机器人手术的成本效益关系。有些人批评机器人手术,因为购买两个广泛使用的系统中的任何一个的初始投资都很高。包含四机械臂系统和软件升级的达芬奇机器人需要花费约 150 万美元的初始成本。机器人手术系统的服务合同约为每年 15 万美元[5,21]。然而,手术机器人通常由医院投资,应用于多个医疗服务,但主要在新的机器人项目中有限制地使用。使用达芬奇系统的情况下,每次 TORS 手术需要为一次性器材花费约 500 美元的额外成本[22]。达芬奇系统的主要竞争对手 Flex 机器人系统的初始成本估计约为 100 万美元。目前,只有针对达芬奇系统的详细的成本分析[23]。

文献普遍认为,如果考虑所有的成本,那么分析的结果可能有利于 TORS。多个机构的系列研究表明,TORS 与住院时间(length of stay, LOS)较短、发病率和死亡率较低相关[24-28]。Othman 和 McKinnon 于 2018 年发表的文献综述[29]重点关注了 TORS 对财务状况的影响,研究人员发现与其他 OPSCC 手术方式相比,每次 TORS 手术平均节省了 8 355 美元和 1.8 个住院日。Motz 等[30]的研究表明,与非 TORS 手术相比,TORS 与住院时间较短以及住院相关费用较低相关。Hammoudi 等[31]在比较了 TORS 与开放式手术之后得出结论,认为机器人技术导致发病率和治疗费用较低的同时不会增加并发症发生率,并且在肿瘤控制方面与开放式手术相当。同样,Chung 等[7]发现,与开放手术相比,通过 TORS 进行部分咽切除术和部分舌根切除术与住院时间较短、费用和成本较低相关。然而,研究人员也确实发现,TORS 在舌前部分切除术的成本衡量上不如开放手术。这种差异表明 TORS 的成本效益可能受到解剖亚区的限制。Dombrée 等[32]使用基于活动的成本核算系统比较了 TORS、经口激光显微手术(transoral laser microsurgery,TLM)、开放手术中的部分和全部喉切除术,这是一种成本会计系统,它使用由行动消耗评估的多步骤分配程序将资源成本分配给产品。研究人员发现尽管 TORS 与 TLM 和开放手术相比手术时间更短,但 TORS 的成本更高。即使研究人员将设备折旧和维护成本降至零,并模拟每年 TORS 的病例数翻倍,这种成本增加的情况仍然存在。他们能够将与 TORS 相关的大部分成本归因于机器人的特定活动,如机器人的安装、机器人器械的消毒以及外部维护。这些活动与 TLM 和开放手术不同,后者的成本分配主要由人员成本决定[32]。

作为 TORS 治疗 OPSCC 的延伸,人们对于使用舌扁桃体切除术来识别原发灶不明的颈部肿瘤(cervical unknown primary,CUP)的原发部位很感兴趣。在一项包括基本有效性测量的回顾性研究中,Byrd 等[33,34]评估了增量成本效益比(incremental cost-effectiveness ratio,ICER),这是一种用来比较两种 CUP 原发灶定位手术成本效益的分析方法,使用标准化成本比较麻醉下检查(examination under anesthesia,EUA)并行扁桃体切除术和序贯 TORS 舌根切除术。在 EUA 并扁桃体切除术未能定位原发灶后,TORS 舌根切除术的 ICER 为每定位一个原发灶需要 6 208 美元。尽管由于放射野受限导致的未知影响,这不能外推至每个质量调整生命年(quality-adjusted life year,QALY)的成本,但研究人员推断在 EUA 并扁桃体切除术失败后,TORS 舌根扁桃体切除术不是一个太大的支出。

机器人手术或非手术治疗是否更具成本效益,目前存在争议。仅考虑财务数据,TORS 在治疗方式数量相同或更少的情况下似乎更具成本效益。Moore 等[35]回顾了在两个学术机构接受 OPSCC 治疗的政府和私人支付者的收款数据。在 90 天的时间范围内,单纯经口手术(transoral surgery,TOS)治疗 OPSCC 与 TOS 合并辅助放疗、TOS 合并辅助 CRT 以及单纯 CRT 相比,总成本最低。Tam 等[36]所进行的一项病例对照研究得到了一致的结论,他们比较了单中心 15 名接受 TORS 治疗的Ⅱ~Ⅳa 期(AJCC 第七版分期)OPSCC 患者与 15 名接受 CRT 的匹配患者在 1 年中的费用和成本。对于选定的Ⅱ~Ⅳa 期 OPSCC,初始治疗 4 个月后一线 TORS 的费用比前期 CRT 低 22%,治疗 1 年后低 14%。相当多的患者接受了西妥昔单抗而非顺铂治疗,这导致治疗成本的增加。这些研究都没有纳入有效性这一指标,并且 Tam 等[36]承认他们的小样本研究可能受选择偏差的影响。

为了完成健康和医疗成本效益小组(panel on cost effectiveness in health and medicine)[19]建议的成本效益分析,我们对成本进行比较的同时纳入了效用值,以便在 ICER 方法中得出每 QALY 的成本。社会的支付意愿决定了一项干预措施或技术是否具有成本效益,这种意愿是有争议的。在既往文献中每 QALY 的支付意愿为 5 万~10 万美元,但也有人认为每 QALY 甚至高达 20 万美元[37]。效用值的范围从 0(死亡)到 1(完全健康),代表了某个时间点的健康状态。De Almeida 等[38]在 2014 年发表了 50 名健康受试者和 9 名专家通过标准博弈法和视觉模拟量表所产生的效用值。基于 TORS 的治疗比基于放疗的治疗具有更高的效用得分。这些数值随后被纳入了几个使用决策树和马尔可夫模型对 TORS 进行的成本效益分析中。

基于模型参数和假设,4 项成本效益分析的结果不尽相同。De Almeida 等[39]发现,在 10 年的时间范围内,使用 TORS 作为早期 T 分期 OPSCC 的治疗方法时,与 CRT 相比每个病例可节约 1 366 美元成本,增加 0.25QALYs。与之相反,有 3 项研究表明非手术治疗是更具成本效益的选择[40-42]。Rodin 等[40]发现在基本情况假设下,TORS 与 QALYs 的适度增加有关,其 ICER 为 82 190 美元/QALY 增加。该 ICER 对辅助治疗需求、晚期毒性成本、诊断年龄、疾病状态效用和贴现率这些指标最为敏感。考虑到联合参数的不确定性,放疗比 TORS 更有可能成为更具成本效益的选择(54% vs. 46%)。值得注意的是,这项研究比较了放疗与单独 TORS,或 TORS 伴术后放疗或 CRT,但在分析中没有包括根治性 CRT 或放射失败后的挽救性手术。与之类似,Rudmik 等[42]的研究结果显示,与仅增加约 5 000 美元的治疗费用和获得 0.03 个 QALY 的治疗效果相比,TORS 每增加一个质量调整生存年所对应的边际成本效果比为 165 300 美元,TORS 实现成本效果的可能性为 42%。Sher 等[41]采用芝加哥地区 Medicare 支付标准作为地区费用数据,对 T_1-T_2 期、N_2 期口咽癌进行分析,结果也显示 CRT 是优先治疗策略。该分析结果对 TORS 术后是否需要辅助 CRT(基准情形下概率为 61%)和患者生活质量效用的差异最为敏感。此外,本研究基准情形下患者平均年龄为 65 岁,这可能会限制部分理论上可避免接受化疗的患者获得长期生活质量改善的效益。

Sher 等[41]分析中纳入了一个考虑因素,即分期的颈部淋巴结清扫术与成本的增加有关[41]。LOS、麻醉和手术成本以及未贴现的工作相对价值单位补偿是直接成本增加的原因。Frenkel 等[43]回顾了 425 例接受 TORS 与分期颈部淋巴结清扫术或同期颈部淋巴结清扫术的成人患者,发现两者的住院并发症、额外手术和再入院这些不良事件发生率没有显著差异,但接受同期颈部淋巴结清扫术患者的 LOS 显著缩短。因此,临床医生必须权衡分期手术相关的成本增加与患者获益。

对机器人手术进行经济评估的一个主要考虑因素是,TORS 的成本效益根据辅助治疗的需求而有很大差异[39]。虽然接受 TORS 的患者进行术后 CRT 的可能性也许低于接受其他手术方法的患者,但对国家癌症数据库(national cancer database,NCDB)的回顾表明,20% 接受 TORS 治疗的患者存在阳性切缘,因此符合 CRT 的适应证[30,44]。另一项基于 NCDB 的研究表明,外科医生在患者选择上有所改进,因为接受三联治疗的患者百分比从 23.7% 下降到 16.9%,而且主要是由淋巴结外侵犯引起的[45]。归根结底,选择能够实现阴性切缘且淋巴结侵犯可能性低的患者是使 TORS 具有成本效益的最重要因素,尽管基于影像学预测淋巴结外侵犯可能存在困难[46,47]。此外,选择预计在无疾病获益的情况下存活更长时间的年轻患者能够通过其更高的效用值(即生活质量)使模型更具成本效益[40]。

最终,前瞻性临床试验可能为头颈部机器人手术的经济影响提供更好的证据。口咽部:放疗 vs. TORS(ORATOR 试验)是一项在 68 名患者中对 TORS 并辅助治疗和 CRT 进行比较的二期试验,最近该试验公布了 1 年随访的早期结果。随着随访时间的延长,它可能会为我们提供一些关于两种策略的相对成本效益的信息[48]。美国东部肿瘤协作组(eastern cooperative oncology group,ECOG)ECOG-E3311 是针对早期人乳头状瘤病毒阳性 OPSCC 的二期手术试验,已完成 511 名患者的入组,不久之后它将提供接受或不接受辅助治疗的手术患者的经济和生活质量数据。然而,正如 Barber 和 Thompson 之前所指出的[49],对临床试验成本数据的分析和解释必须采用恰当的统计技术,因为对文献的回顾表明,基于临床试验的经济评估的不恰当结论很常见。

总结

机器人手术在耳鼻咽喉头颈外科以及其他专科中的应用正在增加,主要机器人手术平台的市场价值也在增加。自 TORS 出现以来,似乎有一种对 OPSCC 首选手术治疗的趋势,因为 TORS 已经发展成为一种有效的诊断和治疗工具。如果不评估成本效益,对机器人手术的全面评估就是不完整的。然而,医疗成本的评估又是复杂的。尽管手术机器人平台的拥有成本很高,但对口咽手术而言 TORS 似乎在很大程度上具有成本效益,但这很大程度上取决于患者的选择。

临床要点

- 根据回顾性研究和有限的前瞻性数据,TORS 在 OPSCC 的肿瘤学结果方面似乎与 CRT 相当,并可能提供更好的功能结果。

- 机器人系统的初始成本对医院来说是一项重大的资本投资,但不应在经济评估中占很大比重,因为它是多个医疗服务之间共享的固定成本,而不是可变成本。
- 迄今,TORS 似乎是治疗 OPSCC 的一种具有成本效益的方法,前提是适当选择患者以尽量减少三联疗法。

声明:作者没有其他需公开的信息。

扫一扫二维码
查阅参考文献